临床妇科诊断与治疗研究

郝艺霖　王勇梅　李志芳　宋阳阳　张纪妍　主编

汕頭大學出版社

图书在版编目（CIP）数据

临床妇科诊断与治疗研究 / 郝艺霖等主编. -- 汕头：
汕头大学出版社，2024.3
ISBN 978-7-5658-5262-6

Ⅰ．①临… Ⅱ．①郝… Ⅲ．①妇科病－诊疗 Ⅳ．
①R711

中国国家版本馆CIP数据核字(2024)第059781号

临床妇科诊断与治疗研究
LINCHUANG FUKE ZHENDUAN YU ZHILIAO YANJIU

主　　编：郝艺霖　王勇梅　李志芳　宋阳阳　张纪妍
责任编辑：陈　莹
责任技编：黄东生
封面设计：钟晓图
出版发行：汕头大学出版社
　　　　　广东省汕头市大学路 243 号汕头大学校园内　　邮政编码：515063
电　　话：0754-82904613
印　　刷：河北朗祥印刷有限公司
开　　本：710 mm×1000 mm　1/16
印　　张：8
字　　数：130 千字
版　　次：2024 年 3 月第 1 版
印　　次：2025 年 1 月第 1 次印刷
定　　价：88.00 元
ISBN 978-7-5658-5262-6

《临床妇科诊断与治疗研究》编委会

前　言

临床研究范围和内容的特殊性，是妇科显著的特点。由于传统观念的影响，加之研究的内容很容易涉及病人的隐私，因而病人对妇科疾病常常有"忌疾讳医"的心态，这给医生的诊断和治疗带来一定的困难。同时，也对医生的职业道德提出了更高的要求。

全书共分五章，具体内容包括：第一章妇科临床诊疗概论；第二章女性生殖内分泌疾病；第三章女性生殖系统炎症；第四章外阴非上皮内瘤变；第五章妇科肿瘤。

由于作者水平所限，书中难免存在缺点和不足，希望广大读者予以批评指正，以便再版修改补充。

作　者

2023 年 3 月

目　录

第一章　妇科临床诊疗概论

在妇科临床实践中，每一次接诊病人，均包括采集病史、体格检查、分析综合、诊断、制订处理计划、实施方案、观察与随访诊疗结果，其中每项内容都与诊治的整体效果密切相关。

第一节　医患沟通的方法与技巧

妇科医患沟通至关重要。妇科临床医疗常常会涉及病人的隐私，尽管社会文明的发展使人们的理念有了很大改观，但我国数千年的封建礼教思想仍不时地、或多或少地影响着现代的人们。女性在其青春期、性成熟期、绝经过渡期和绝经后期的心理和行为差异显著、各具特征。作为一名妇科医师，一定要在临床医疗实践过程中，做到关注病人，更要做到尊重病人。

主诉是病人感受最主要的症状或体征，妇科病人（尤其是性成熟期、绝经过渡期女性）非常希望医师能够认真听取她的主诉、重视她讲述的病痛、了解她所患疾病对生活质量的影响，尤其是对生育能力或性功能的影响。在交流时，她会非常注意医师的衣着、神情、姿势变化以及语言措辞。当病人感到医师朴实、认真、关心倾听她的叙述，并能耐心地回答她所提出的问题时，病人就会主动地提供尽可能多的、更加细致的病情信息。若病人对医师提供的诊治计划充分了解，那么病人就会非常信任医师，就会积极配合医师的诊治方案的贯彻实施。

在接诊病人、采集病史时，医师一定要做到真诚、耐心和具有同情心，认真听取病人的陈述，以静听或点头赞同鼓励病人提供详细病情，同时要注意病人的情绪变化及所阐述的语言等，必要时给予适当启发或采用询问的方式调整或集中病人的诉说内容。切忌在采集病史时表现出心不在焉，避免以指责或粗鲁的态度打断病人讲话，一定要避免暗示和主观臆测。医师要学会用通俗的语言和病人交谈，尽量少用医学术语。对病情严重的病人要尽可能多地表示理解和同情，不要给予不适当的提醒或应用不恰当的措辞。要充分考虑到病人的隐私权，切不可反复追问与性生活有关的情节。对未婚病人，有的要经过肛门指诊和相应的实验室检查，明确病情后再补充询问与性生活有关的问题。对不能口述的危重病人，可询问其家属或其亲友；遇病情危重病人时，应在初步了解病情后立即进行抢救，以免贻误治疗。外院转诊的病人，应重视外院书写的病情介绍。

第二节　妇科病史和检查

妇科病历是记录妇科疾病的发生、发展、治疗经过及其转归的医疗文件。妇科病历分为门诊病历、住院病历及入院记录。这 3 种病历的书写格式与内容略有不同。病历书写应当客观、真实、准确、及时和完整。病历最迟应在病人入院后24 小时内完成。本节仅介绍住院病历中妇科病史、检查及病历小结的撰写。

一、妇科病史

妇科病史既是搜集疾病资料的开端，也是临床思维的起点。真实全面的病史是初步诊断的重要依据之一。采集病史时不要遗漏各项细节内容。

（一）一般项目

包括病人姓名、性别、年龄、民族（国籍）、婚姻状况、出生地、职业、入院日期、记录日期、病史陈述者、可靠程度。

（二）主诉

主诉是指促使病人就诊的主要症状（或体征）及持续时间。围绕主要症状或体征及其发生和经过的时限描述，突出重点。如有两项主诉，可按先后顺序列出。力求简明扼要，通常不超过 20 字。主诉一般采用症状学名称，避免使用病名，如停经××日，阴道流血×日。若病人就诊时无任何自觉症状，仅在妇科普查时发现子宫肌瘤，主诉应为：普查发现"子宫肌瘤"××日。

（三）现病史

现病史为住院病史的核心部分，是指病人本次疾病的发生、演变、诊疗等方面的详细情况，应按时间顺序书写。原则上包括以下几个方面。

1. 发病情况

发病时间、最初症状及其严重程度、发病诱因或病因。

2. 主要症状特点及其发展变化情况

发病性质、部位、程度、持续时间，演变以及症状变化的可能原因。

3. 伴随症状

突出伴随症状与主要症状之间的关系及其演变等。

4. 发病后诊疗经过及结果诊治经过

发病后何时在何医院接受过哪些检查和治疗，详细写明手术情况或药物名称，结果如何。

5. 一般情况的变化

包括发病以来的一般情况，如情绪、精神、食欲、体重变化及大小便等有无改变。

6. 阴性症状

对疾病有鉴别意义的阴性症状。

（四）既往史

既往史是指病人过去的健康和疾病情况。内容包括既往一般健康状况、疾病史、传染病史、预防接种史、手术外伤史、输血史、药物过敏史及系统回顾等。对系统回顾应分段撰写，标题清楚，不可颠倒。凡患有某一疾病时，应写明疾病的名称、确诊依据及日期。

（五）月经史

月经史包括初潮年龄、月经周期、经期持续时间、经量多少及经期伴有症状。如 13 岁初潮，月经周期 28~30 日，经期持续 5 日；可简写为 $13\frac{5}{28\sim30}$；经量多少应描述每日应用卫生巾数，有无血块；经期伴随症状，包括有无下腹部疼痛、乳房胀痛、肢体水肿以及焦虑、情绪不稳定等。无论因何种症状就诊，均应询问末次月经（last menstrual period，LMP）。若月经不规则，还应描述再前次月经（previous menstrual period，PMP）。绝经后病人应问清绝经年龄，绝经后有无阴道流血、阴道分泌物情况或其他不适。

（六）婚育史

结婚年龄及配偶情况等。生育情况包括足月产、早产、流产（包含人工流产）及现有子女数，如足月产 1 次、无早产、人工流产 1 次，现有子女 1 人，可简写为 1-0-1-1。同时也应包括分娩过程中有无异常、计划生育情况等。

（七）个人史

生活及居住情况，出生地及曾居留地区，有无烟酒嗜好。

（八）家族史

直系亲属中有无患与遗传有关疾病（糖尿病、肿瘤等）及传染病等。

二、体格检查

体格检查应按系统循序书写。内容包括体温、脉搏、呼吸、血压，一般情况，皮肤、黏膜，全身浅表淋巴结，头部及其器官，颈部，胸部（胸廓、肺、心脏、血管等），腹部（肝、脾等），直肠肛门，外生殖器，脊柱，四肢，神经系统等。记录时应按次序准确记录各项内容；与疾病有关的重要体征以及有鉴别意义的阴性体征均不应遗漏；不能用文字说明可以用简图表示，并加以说明。

（一）全身检查

测量体温、脉搏、呼吸及血压，必要时测量体重和身高。其他检查包括神志、精神状态、面容、体态、全身发育及毛发分布情况、头部器官、颈（注意甲状腺是否肿大）、乳房（注意其发育、皮肤有无凹陷，有无肿块及溢液）、心、肺、皮肤、浅表淋巴结（尤其是锁骨上和腹股沟浅淋巴结）、脊柱及四肢。

（二）腹部检查

应在盆腔检查前进行。视诊观察腹部形状（腹平、隆起或呈蛙腹）；腹壁有无瘢痕、静脉曲张、妊娠纹；局部是否隆起等。扪诊包括肝、脾有无增大或压痛；腹部软硬度，有无压痛、反跳痛或肌紧张；能否扪及块物，若有块物应描述其部位、大小（以 cm 表示）、形状、质地、活动度、表面是否光滑及有无压痛等。叩诊注意有无移动性浊音。必要时听诊了解肠鸣音。

（三）盆腔检查

盆腔检查又称妇科检查。盆腔检查范围包括外阴、阴道、宫颈、宫体及两侧附件。

1. 检查注意事项

盆腔检查可能会引起病人不适、紧张或害怕；不恰当的检查也可能引起交叉感染。因此行盆腔检查时要注意以下事项。

（1）妇科检查室温度要适中，天冷时要注意保暖。环境要寂静，让病人感到舒适与放心。

（2）检查前应自行排尿，必要时导尿排空膀胱。若需做尿液检查（如尿妊娠试验），应先取尿液样本送化验室，然后再行盆腔检查。粪便充盈者应在排便或灌肠后检查。

（3）置于病人臀部下面的垫单（纸或塑料纸）应是一次性使用，以免交叉感染。

（4）取膀胱截石位，病人臀部置于检查台缘，两手平放于身旁，使腹肌松弛。

（5）检查前告知病人盆腔检查可能引起的不适，不必紧张。检查时动作要轻柔。

（6）避免在月经期做盆腔检查。若为阴道异常流血，需作妇科检查时，应先消毒外阴，并使用无菌器械和手套，以防感染。

（7）对无性生活史病人，严禁作阴道窥器检查或双合诊检查，应行直肠—腹部诊。若必须作阴道窥器检查或双合诊才能了解病情时，应先征得病人及其家属同意后方可进行检查。男医师对未婚病人进行检查时，需有其他女性在场，以减轻病人紧张心理和避免发生误会。

（8）对疑有子宫或附件病变的腹壁肥厚或高度紧张病人，若盆腔检查不能清楚了解子宫及附件情况时，应行超声检查，必要时可在麻醉下进行妇科检查。

2. 检查方法及步骤

（1）外阴部检查：观察外阴发育及阴毛分布和浓稀情况，注意大阴唇、小阴唇及会阴部位有无皮炎、溃疡、赘生物或色素减退等变化；阴蒂长度（一般不超过 2.5 cm）、尿道口周围黏膜色泽及有无赘生物；处女膜是否完整；有无会阴后—侧切或陈旧性撕裂瘢痕。必要时应让病人用力向下屏气，观察有无阴道前后壁膨出、子宫脱垂或压力性尿失禁等。

（2）阴道窥器检查：根据阴道口大小和阴道壁松弛程度，选用大小适当的阴道窥器。用阴道窥器检查阴道与宫颈时，要注意阴道窥器的结构特点，以免漏诊。

①检查阴道：观察阴道壁黏膜色泽、皱襞多少，有无溃疡、赘生物、囊肿、

阴道隔或双阴道等先天性畸形等。注意阴道分泌物的量、色泽及有无臭味。阴道分泌物异常者应作滴虫、假丝酵母菌及淋菌等检查。检查阴道时，要旋转阴道窥器，仔细检查阴道四壁及穹隆，以免由于阴道窥器两叶的遮盖而造成漏诊。

②检查宫颈：观察宫颈大小、颜色、外口形状；注意有无柱状上皮异位、腺囊肿、息肉或赘生物等。

（3）双合诊：是盆腔检查中最重要的项目。检查者一手的两指或一指放入阴道，另一手在腹部配合检查，称为双合诊。其目的主要是扪清阴道壁、宫颈、宫体、输卵管、卵巢、子宫韧带及宫旁结缔组织，了解有无盆腔内其他组织来源的肿块。若阴道黏膜病变或宫颈癌时，需了解病变组织质地或癌肿浸润范围。

①检查子宫：应了解子宫大小、形状、位置、质地和活动度。多数妇女的子宫呈前倾前屈位；"倾"指宫体纵轴与身体纵轴的关系。前倾指宫体朝向耻骨；后倾指宫体朝向骶骨。"屈"指宫体与宫颈间的关系。前屈指两者间的纵轴形成的角度朝向前方；后屈指两者间形成的角度朝向后方。

②检查附件：附件包括输卵管和卵巢。正常输卵管不能扪及，正常卵巢偶可扪及，触之略有酸胀感。

③三合诊：即腹部、阴道、直肠联合检查，是双合诊的补充检查。可了解后倾后屈子宫大小；有无子宫后壁、直肠子宫陷凹或宫骶韧带的病变；估计病变范围，尤其是癌肿的浸润范围以及阴道直肠隔、骶骨前方或直肠内有无病变等。

④直肠—腹部诊：适用于无性生活史、阴道闭锁或其他原因不宜行双合诊的病人。

3. 记录

通过盆腔检查，将检查结果按下列解剖部位先后顺序记录。

（1）外阴：发育情况，婚产式（未婚式、已婚未产式或经产式），有异常时应详加描述。

（2）阴道：是否通畅，黏膜情况，分泌物量、色、性状，以及有无臭味。

（3）宫颈：大小、硬度，有无柱状上皮异位、撕裂、息肉、腺囊肿，有无接触性出血、举痛等。

（4）宫体：位置、大小、硬度、活动度、有无压痛等。

（5）附件：有无块物、增厚或压痛。若扪及块物，记录其位置、大小、硬度、表面光滑与否，活动度，有无压痛以及与子宫及盆壁关系。左右情况需分别记录。

4. 实验室与特殊诊断仪器检查

抄录已有的实验室常规检查（血、尿或粪）、其他实验室检查及各种特殊诊断仪器的检查结果。外院检查结果应注明医院名称及检查日期。

三、病历小结与讨论

（一）病历小结

要求将病史、全身检查、盆腔检查及实验室与特殊诊断仪器的检查结果进行简要的综合分析。应围绕诊断与鉴别诊断撰写，不要遗漏阳性资料及与鉴别诊断有关的阴性资料，做到阅后能对病人的病情有大概的了解。

（二）讨论

根据小结对诊断与鉴别诊断进行系统的讨论。一般将最可能的疾病放在首位讨论，列举有说服力的论据，分析层次分明；然后按可能性的大小进行讨论。观点要明确，要写出应该肯定还是应该排除的结论。若同时患有两种或两种以上疾病，应按疾病的主次（以本科疾病为主），分别讨论。主要疾病最先讨论，其次并发症及伴发病。对于一时难以明确诊断的病例，也可以采用排除法进行讨论。将不大可能的最先排除，余下可能性最大的疾病作为主要鉴别诊断或同时罗列几个可能性较大的作为鉴别诊断。讨论时要运用自己的临床思维能力去分析，切不可只按照书本去"对号入座"。最后根据已有的诊断拟定合理、正确、及时、有具体内容的诊疗计划（包括进一步的实验室检查、辅助检查和治疗措施），以逐条形式表述并加以说明。

第三节　妇科常见病症分析

许多妇科疾病可由产科问题引起（如分娩引起的生殖器官损伤），妇科疾病也可影响产科的正常过程（如宫颈肌瘤可造成难产）。同样，妇科疾病可合并外科、内科等学科的疾病，反之亦然。同时，妇科疾病与年龄关系密切。年龄对疾病的诊断具有重要的参考价值，如青春期与围绝经期发生的月经失调常由无排卵所致，而生育期多由黄体功能异常引起。

妇科病人就诊诉说的常见症状有阴道流血、异常白带、下腹痛、外阴瘙痒以及下腹部肿块等。不同年龄女性所述症状虽相同，但其原因可能不同。

在诊断和处理妇科疾病时，应首先基于病人的年龄来考虑与病人诉说症状相关疾病的轻重、缓急，先排除致命的病变；其次综合病史与检查结果（包括辅助检查）鉴别其为妇科疾病，或外科、内科等学科的疾病或两者兼有。

一、阴道流血的鉴别

排除正常月经的阴道流血是女性生殖器疾病最常见的一种症状，是指来自生殖道任何部位的出血，如阴道、宫颈、子宫等处。阴道流血也可为凝血障碍性疾病的一种临床表现，如特发性血小板减少性紫癜、白血病、再生障碍性贫血以及肝功能损害等。

（一）根据病人的年龄、病变危害程度的轻重鉴别其病因

根据病人的年龄及其性生活等情况，按病变危害程度的轻重，逐一鉴别阴道流血的病因。若病人为性成熟期女性，且性生活正常，则应首先排除与病理性妊娠相关性疾病，如异位妊娠、流产以及滋养细胞疾病等。其次考虑卵巢内分泌功

能变化引起的子宫出血，包括排卵障碍的异常子宫出血，以及月经间期卵泡破裂，雌激素水平短暂下降所致的子宫出血。最后考虑内生殖器炎症，如阴道炎、宫颈炎和子宫内膜炎等，以及生殖器肿瘤，如子宫肌瘤、宫颈癌、子宫内膜癌等。

若病人为绝经过渡期和绝经后期女性，则应首先排除内生殖器肿瘤，如宫颈癌、子宫内膜癌、具有分泌雌激素功能的卵巢肿瘤、子宫肉瘤、阴道癌及子宫肌瘤。其次考虑生殖器官炎症，如外阴炎、阴道炎、宫颈炎和子宫内膜炎等，以及绝经过渡期的排卵障碍性异常子宫出血。

若病人为青春期女性，则应首先排除排卵障碍性异常子宫出血以及雌激素水平短暂下降所致的子宫出血。其次考虑特发性血小板减少性紫癜、白血病、再生障碍性贫血以及肝功能损害等。

若病人为儿童期女性，则应首先排除外伤、异物等因素，其次考虑宫颈葡萄状肉瘤和其他病变的可能。

（二）根据阴道流血的特点鉴别其病因

阴道流血的临床表现不尽相同，主要有周期规律的阴道流血和无周期规律的阴道流血。

1. 有周期规律的阴道流血

（1）经量增多：主要表现为月经周期正常，但经量多或经期延长。此型流血量多与子宫肌瘤、子宫腺肌病等病变有关。

（2）月经间期出血：发生在两次月经来潮的中期，常历时 3~4 日，一般出血量少于月经量，偶可伴有下腹部疼痛或不适。此类出血是月经间期卵泡破裂，雌激素水平暂时下降所致，又称排卵期出血。

（3）经前或经后点滴出血：月经来潮前或来潮后数日持续少量阴道流血，常淋漓不尽。可见于排卵性月经失调或剖宫产瘢痕处憩室等病变。

2. 无周期规律的阴道流血

（1）接触性出血：于性交后或阴道检查后立即出现的阴道流血，色鲜红，量可多可少，常见于急性宫颈炎、早期宫颈癌、宫颈息肉或子宫黏膜下肌瘤。

（2）停经后阴道流血：若病人为育龄妇女，伴有或不伴有下腹部疼痛、恶心等症状，首先考虑与妊娠相关的疾病，如异位妊娠、流产或滋养细胞疾病等；若病人为青春期无性生活史女性或围绝经期妇女，且不伴有其他症状，应考虑排卵障碍性异常子宫出血，但需排除生殖道恶性肿瘤。

（3）绝经后阴道流血：一般流血量较少，可持续不尽或反复流血。偶可伴有下腹部疼痛。首先应考虑子宫内膜癌，也可见于萎缩性阴道炎或子宫内膜炎等。

（4）外伤后阴道流血：常发生在骑跨伤后，流血量可多可少，伴外阴部疼痛。

二、异常白带的鉴别

女性阴道内常有少量分泌液，主要由阴道黏膜渗出物，宫颈管、子宫内膜及输卵管腺体分泌物等混合而成，俗称白带。正常白带呈蛋清样或白色糊状，无腥臭味，量少。白带形成与雌激素的作用有关：一般在月经前后 2~3 日，排卵期及妊娠期增多；青春期前及绝经后较少。若出现阴道炎、宫颈炎或内生殖器组织癌变时，白带量显著增多，性状改变或伴有臭味。

临床上常根据异常白带的状况鉴别其病因。

（一）灰黄色或黄白色泡沫状稀薄分泌物

为滴虫阴道炎的特征，常见于经期前后、妊娠期或产后等阴道分泌物 pH 发生改变时明显增多，多伴外阴瘙痒。

（二）凝乳块或豆渣样分泌物

为假丝酵母菌阴道炎的特征，常呈白色膜状覆盖于阴道黏膜表面，多伴外阴奇痒或灼痛。

（三）灰白色匀质分泌物

为细菌性阴道病的特征。有鱼腥味，可伴有外阴瘙痒或灼痛。

（四）透明黏性分泌物

外观与正常白带相似，但量显著增加。可考虑宫颈病变、卵巢功能失调。偶见子宫颈高分化腺癌或阴道腺病等。

（五）脓性分泌物

色黄或黄绿，质稠伴臭味，为细菌感染所致。可见于急性阴道炎、宫颈炎等。

（六）血性分泌物阴道分泌物

分泌物中混有血液，呈淡红色，量多少不一，可由宫颈息肉、宫颈癌、子宫内膜癌、子宫黏膜下肌瘤或输卵管癌所致。

（七）水样分泌物

量多、持续、淡乳白色（又称泔水样），常伴有奇臭味。多见子宫颈管腺癌、晚期宫颈癌、阴道癌或子宫黏膜下肌瘤伴感染。间歇性排出清澈、黄红色液体，应考虑输卵管癌的可能。

三、下腹痛的鉴别

下腹痛多由妇科疾病所致，但也可以来自内生殖器以外的疾病。下腹痛通常分为急性下腹痛与慢性下腹痛两种。

（一）急性下腹痛

起病急剧，疼痛剧烈，常伴有恶心、呕吐、出汗及发热等症状。

1. 下腹痛伴阴道流血

有或无停经史。此类急性下腹痛多与病理妊娠有关，常见于输卵管妊娠（流产型或破裂型）与流产（先兆流产或不全流产）。若由输卵管妊娠所致，下腹痛常表现为突然撕裂样疼痛，随后疼痛略有缓解或肛门坠胀感（里急后重），疼痛也可向全腹部扩散。若为流产所致，疼痛常位于下腹中部，呈阵发性。

2. 腹痛伴发热

有或无寒战。由炎症所致，一般见于盆腔炎症疾病、子宫内膜炎或输卵管卵巢脓肿。右侧下腹痛还应考虑急性阑尾炎的可能。

3. 下腹痛伴附件肿块

可为卵巢肿瘤扭转，也可能是输卵管妊娠。此外，肿物部分破裂也不少见。右下腹痛伴肿块，还应考虑阑尾周围脓肿的可能。

（二）慢性下腹痛

起病缓慢，多为隐痛或钝痛，病程长。60%～80%病人并无盆腔器质性疾病。根据慢性下腹痛发作时间，可以分为非周期性与周期性两种。

1. 非周期性慢性下腹痛

常见于下腹部手术后组织粘连、子宫内膜异位症、慢性输卵管炎、残余卵巢综合征、盆腔静脉淤血综合征及晚期妇科癌肿等。

2. 周期性慢性下腹痛

疼痛呈周期性发作，与月经关系密切。

（1）月经期慢性下腹痛：每次行经前后或月经期下腹部疼痛，经净数日后疼痛消失。多因子宫腺肌病、子宫内膜异位症、子宫腺肌瘤、宫颈狭窄或盆腔炎性疾病所致；亦可因子宫内膜前列腺素浓度增高所致（原发性痛经）。

（2）月经间期慢性下腹痛：发生于月经间期，疼痛位于下腹一侧，常持续

3~4 日。多伴有阴道少量流血。此类下腹痛为排卵期疼痛。

人工流产或刮宫术后也可有周期性慢性下腹痛。其疼痛原因为宫颈或宫腔部分粘连，经血倒流入腹腔刺激腹膜所致。

四、外阴瘙痒的鉴别

外阴瘙痒可由妇科疾病所致，也可由全身其他疾病引起。应根据外阴瘙痒持续时间、是否伴有局部皮损以及病人年龄加以思考。

（一）外阴瘙痒持续时间长，伴有局部皮损

可由外阴上皮良性或恶性病变引起，尤其是病人年龄较大，瘙痒和皮损久治不愈者。若外阴皮肤或大阴唇黏膜呈生牛肉状，要排除糖尿病的可能。必要时，皮损处活检，明确诊断。

（二）外阴瘙痒，伴有阴道排液

多为阴道排液刺激外阴所致，尤其是年轻病人，应检查阴道分泌的性状以及致病菌。

（三）外阴瘙痒伴内裤点状血染

多为阴虱引起。

五、下腹部肿块的鉴别

女性下腹部肿块可以来自子宫与附件、肠道、腹膜后、泌尿系统及腹壁组织。许多下腹部肿块病人并无明显的临床症状，可能仅是病人本人偶然发现或妇科普查时发现。

通常可以根据下腹部肿块的性状考虑其病因。

（一）囊性肿块

一般为良性肿物或炎性肿块。肿块在短时期内增大显著时，应考虑有恶性的

可能性。

1. 活动性囊性肿块

位于子宫一侧，边界清楚，囊壁薄、光滑，无触痛的肿块，一般为卵巢肿块。若囊肿内壁无乳头，直径<5 cm，增大缓慢，于月经净后略有缩小的肿块，多数为卵巢非赘生性囊肿，如卵泡囊肿、黄体囊肿；若囊肿壁有或无乳头，直径≥5 cm，有增大趋势的肿块，多数为卵巢赘生性囊肿。囊肿在短期内增大明显者应考虑卵巢恶性肿瘤可能。若肿块从右上到左下移动度大、部位较高，应考虑肠系膜囊肿。

2. 固定性囊性肿块

边界不清，囊壁厚或囊内见分隔组织，并固定于直肠子宫陷凹、子宫后壁的囊性肿块：若囊肿内压力高、伴压痛者，常见于子宫内膜异位症；肿块压痛明显伴发热者，多为附件炎性肿块、脓肿或盆腔结核性肿块。若肿块位于右下腹，有明显压痛伴发热，兼有转移下腹部疼痛史，还应考虑阑尾周围脓肿的可能。

（二）半实半囊性肿块

囊性与实性相间的肿块多来自子宫附件组织。

1. 活动性半实半囊性肿块

肿块位于子宫一侧、边界清楚、表面光滑或呈分叶状、无压痛、一般无症状者，多见于卵巢肿瘤。若伴腹水，卵巢恶性肿瘤居多。

2. 固定性半实半囊性肿块

肿块位于子宫一侧或直肠子宫陷凹、边界不清楚、表面不规则。若伴腹水、肿块表面可扪及结节者，多数为卵巢恶性肿瘤；若肿块压痛明显且伴发热，应考虑输卵管卵巢脓肿或输卵管积脓的可能。

（三）实性肿块

首先要排除恶性肿瘤的可能。

1. 活动性实性肿块

肿块边界清楚，表面光滑或呈分叶状、与宫体相连且无症状，多为子宫浆膜下肌瘤或卵巢肿瘤。

2. 固定性实性肿块

肿块固定于子宫一侧或双侧、表面不规则、尤其是盆腔内可扪及其他结节、伴有腹水或胃肠道症状的病人，多为卵巢恶性肿瘤。若肿块位于下腹部一侧，呈条块状、有轻压痛，伴便秘、腹泻或便秘腹泻交替以及粪中带血者，应考虑结肠癌的可能。双子宫或残角子宫的病人，可于子宫一侧扪及与子宫对称或不对称的肿块，两者相连，质地相同。

第四节　　妇科临床诊治的思维方式

妇科疾病诊断时，应注意病人症状、体征与年龄、月经史、生育史的相关性。例如，生育期阴道不规则流血病人应首先考虑妊娠相关性疾病的可能，绝经后阴道流血应首先排除生殖道癌肿的可能。拟定临床治疗方案时，首先考虑采用经过科学的、客观论证过的治疗指南，以指南规范临床实践。

同时需要考虑病人的生活质量、生育功能、各种并发症以及妇科疾病给病人及其家人在心理上带来的影响和压力，及时给予解释和指导。

一旦疾病明确诊断后，需与病人充分沟通、告知疾病的概况与转归，并与病人共同确定治疗方案。对病人有指南外的需求，也应尊重病人，并以充分的依据分析其利与弊，例如风险、效价比等。

综上所述，临床思维是医师在为病人诊治的过程中，自己的医学知识和临床的具体情况不断磨合的思维活动。实践机会多、重复次数多是临床医学的一个特点，更是医师临床诊疗能力提高的基础。因此，学生不仅要学好医学理论知识、积极参加医疗实践，而且更要善于科学思维。

第二章　女性生殖内分泌疾病

女性生殖内分泌疾病是女性常见的疾病，其主要表现为下丘脑–垂体–卵巢内分泌轴异常所引起的症状。临床常见的有女性性早熟、经前期综合征、排卵障碍性子宫出血、痛经、多囊卵巢综合征、高催乳激素血症以及绝经期综合征。

第一节　女性性早熟

女性第二性征发育以乳房发育为先，继而出现阴毛、腋毛。月经初潮通常晚于第二性征发育，此时已具有生育能力。性早熟是指第二性征出现的年龄比预计青春期发育年龄早，女性性早熟表现为 8 岁以前出现任何一种第二性征的发育或月经来潮。性早熟可以引起患儿的社交心理问题，应特别重视。

【病因和发病机制】

根据病因和发病机制，基本分为两大类：GnRH 依赖性性早熟（GnRH-dependent precocious puberty）和非 GnRH 依赖性性早熟（GnRH-independent precocious puberty）。

（一）GnRH 依赖性性早熟

以往称为中枢性性早熟（central precocious puberty，CPP）、真性性早熟。一些病变或目前尚未明了的因素过早激活下丘脑–垂体–性腺轴，启动与正常青春期发育程序相同的第二性征的发育。GnRH 依赖性性早熟可由器质性病变和某些遗传代谢病以及长期性甾体激素接触所致，也可以是全面检查未能发现任何相关病因。前者病变主要包括分泌 GnRH/LH 的肿瘤、中隔-视神经发育不良、原发性甲状腺功能减退症以及长期性甾体激素接触。后者又称特发性性早熟，占 80%~90%。

（二）非 GnRH 依赖性性早熟

由卵巢或肾上腺分泌过多的性激素或暴露于过多的外源性雌激素所致。非 GnRH 依赖性性早熟有两类：同性性早熟和异性性早熟。同性性早熟可由分泌雌激素的卵巢肿瘤、肾上腺皮质瘤、异位分泌 hCG 的肿瘤或长期暴露于外源性雌激素等所致，与原性别相同。异性性早熟可由分泌雄激素的疾病和肿瘤等引起，与原性别相反，先天性肾上腺皮质增生症（congenital adrenal hyperplasia，CAH）是女孩异性性早熟的常见原因。

【临床表现】

包括女性性早熟的共性表现以及不同病因出现的相应症状和体征。

（一）女性性早熟的临床表现

主要为过早的第二性征发育、体格生长异常或月经来潮。

1. 第二性征的过早出现

8 岁以前出现第二性征发育，如乳房萌发、阴毛或腋毛出现，或月经来潮。临床上偶见第二性征单一过早发育，如单纯乳房发育、单纯阴毛过早发育，或孤立性月经提早出现，而无其他性早熟的表现。单纯乳房发育可早在患儿 3 岁或更早时发生。单纯阴毛过早发育常由肾上腺雄激素通路过早启动引起，也可由 21-羟化酶缺乏以及罕见的 11-羟化酶缺乏所致。

2. 体格生长异常

发育年龄提前，初期因雌激素作用于长骨，患儿高于正常发育者。但由于长骨骺后的提前融合，最终成年身高低于正常发育者。

（二）不同病因伴随的主要临床表现

1. GnRH 依赖性性早熟

主要为中枢神经系统肿瘤、外伤及感染等所具有的相应症状与体征。

2. 非 GnRH 依赖性性早熟

占女性性早熟的 17% 左右。

（1）同性性早熟：主要为分泌雌激素的卵巢肿瘤、肾上腺肿瘤等所具有的相应症状与体征。原发性甲状腺功能减退症者可出现甲状腺功能减退的相应表现。

（2）异性性早熟：分泌雄激素的肾上腺或卵巢肿瘤者可有痤疮、多毛、无排卵、高胰岛素血症，或肾上腺肿块及盆腔肿块等。

【诊断】

性早熟的诊断首先应了解是否有器质性病变（如神经系统、卵巢、肾上腺等部位的肿瘤）及非内分泌异常引起的阴道流血。

（一）病史

①注意第二性征变化的时间顺序，生长是否加快，月经初潮发生的时间。②是否接触外源性性激素制剂如药物（避孕药）、化妆品、食物（添加催长剂的动植物）等。③神经系统、视觉、行为的变化。④智力学习情况。⑤家族中的青春发育年龄史。

（二）体格检查

记录身高、体重及性发育，内、外生殖器发育情况及腹部、盆腔检查，了解是否有占位性病变。全身检查应注意有无皮肤斑块，甲状腺功能减退的特有体征或男性化体征以及有无神经系统异常。

（三）辅助检查

1. 激素检测

包括：①血浆生殖激素测定：测定 FSH、LH、E_2、HCG，必要时测定硫酸脱氢表雄酮、睾酮、孕酮。血 LH、FSH 基础值增高提示中枢性性早熟，女孩 LH/FSH>1 更有意义；②TSH、T_3、T_4 测定有助于甲状腺功能的判断；③疑及先天性肾上腺皮质增生或肿瘤时，应查血皮质醇、11-脱氧皮质醇、17α-羟孕酮、24 小时尿 17-酮类固醇等；④GnRH 激发试验：正常 LH 峰值出现在 15~30 分钟，激发后 LH 峰值>15U/L，或者较基础值增加 3 倍以上提示为特发性性早熟，LH/FSH>0.66~1 更有意义。

2. 影像学检查

①腕部摄片了解骨龄，超过实际年龄 1 岁以上视为提前。②CT、MRI 和超声检查，了解有无颅内肿瘤，腹部及盆腔超声了解卵巢及肾上腺有无肿瘤。

3. 阴道上皮细胞检查

能较好地反映卵巢分泌 E_2 水平。在性早熟治疗过程中，该检查对疗效监测作用较检测 E_2 敏感。

【鉴别诊断】

首先分辨类型（GnRH 依赖性或 GnRH 非依赖性），然后寻找病因（器质性或非器质性）。GnRH 依赖性性早熟，特别是特发性者，可出现一系列第二性征、性激素升高、GnRH 激发试验反应强烈；非 GnRH 依赖性性早熟常为性腺、肾上腺疾病和外源性性激素所致，无排卵；单纯乳房、阴毛发育者常无其他性征。

【治疗】

性早熟的治疗原则主要包括：①去除病因；②抑制性发育至正常青春期年

龄；③延缓及遏制性早熟体征；④促进生长，改善最终成人身高；⑤正确心理引导及性教育。

（一）病因治疗

首先应查明病因，进行相应处理。外源性激素使用者，应停止服用相应药物或食品。

（二）药物治疗

1. GnRH 类似物（GnRHa）

治疗中枢性性早熟（特别是特发性者）的首选药物。治疗目的是停止或减慢第二性征发育，延缓骨成熟的加速，改善最终身高。目前多采用 GnRH 类似物的缓释型制剂。起始剂量 $50\sim80\mu g/kg$，维持量为 $60\sim80\mu g/kg$。每 4 周一次。治疗至少两年，一般建议用至 12 岁时停药。

2. 甲状腺素替代治疗

可治疗甲状腺功能减退引起的性早熟。

3. 肾上腺皮质激素替代治疗

CAH 者需要终生使用。

（三）外科矫形

外生殖器男性化者应酌情作矫形手术，即缩小增大的阴蒂，扩大融合的会阴。早手术对病人心理创伤较少。

【随访】

对诊断不明的早期病人，应严密随访，力求早期明确诊断，及时治疗。

第二节　经前期综合征

经前期综合征（pre menstrual syndrome，PMS）是指月经前周期性发生的影响妇女日常生活和工作、涉及躯体精神及行为的综合征，月经来潮后可自然消失。伴有严重情绪不稳定者称为经前焦虑障碍（pre menstrual dysphoric disorder，PMDD）。

【病因及病理生理】

PMS 的病因尚无定论，基于卵巢激素、脑神经递质、前列腺素、维生素 B_6 缺陷或精神社会因素的研究结果而形成的各种学说，均未能阐明其为 PMS 的直接病因。目前认为，PMS 的病理生理存在多种因素的相互影响，卵巢激素是 PMS 的必要因素，例如卵巢排卵启动了 PMS 系列的病理生理变化，中枢神经对卵巢激素和化学递质（雌二醇/5-羟色胺、孕激素/GABA）异常反应及心理敏感性过度与 PMS 的病理生理变化有关。

【临床表现】

本病多见于 25~45 岁妇女，主要症状归纳为三方面：①躯体症状：表现为头痛、乳房胀痛、腹部胀满、肢体水肿、体重增加、运动协调功能减退；②精神症状：易怒、焦虑、抑郁、情绪不稳定、疲乏以及饮食、睡眠、性欲改变；③行为改变：思想不集中、工作效率低、意外事故倾向，易有犯罪行为或自杀意图。

PMS 症状周期性出现于经前 1~2 周，逐渐加重，至月经前最后 2~3 日最为严重，月经来潮后迅速减轻直至消失。有些病人症状直至月经开始后 3~4 日才完全消失。

【诊断】

根据经前期出现的周期性典型症状，PMS 的诊断多无困难。PMDD 的诊断可采用美国精神病协会推荐的标准。

【鉴别诊断】

PMS 的症状为非特异性，需与其他疾病鉴别，包括各种精神疾病、心肝肾疾病引起的水肿、特发性水肿及经前期加重的疾病。周期性出现症状是 PMS 的典型特点；而精神疾病在整个月经周期中症状不变，严重程度也缺乏规律性。其次，经前期加重的疾病在卵泡期也有症状，经前期加重。而 PMS 卵泡期则无症状。有与 PMS 同时出现的精神障碍病人，均应首先有精神病学专家诊断，排除精神病后再按照 PMS 进行治疗。

【治疗】

首先采用心理疏导及饮食治疗，若无效可给予药物治疗。

（一）心理疏导

帮助病人调整心理状态，认识疾病和建立勇气及自信心。

（二）饮食

应选择：①高碳水化合物低蛋白饮食；②限制盐；③限制咖啡；④补充维生素 E、维生素 B_6 和微量元素镁。

（三）药物治疗

1. 抗抑郁剂

①选择性 5-羟色胺再摄入抑制剂：是治疗 PMS 的一线药物，如氟西汀 20 mg/d，整个月经周期服用；②三环类抗抑郁剂：氯米帕明 25~75 mg/d。

2. 抗焦虑剂

适用于明显焦虑及易怒的病人。阿普唑仑经前用药，起始剂量为 0. 4 mg，每日 2~3 次，酌情递增，最大剂量为 4 mg/d，一直用至月经来潮的第 2~3 日。

3. 前列腺素抑制剂

吲哚美辛 25 mg，每日 3 次。

4. 促性腺激素释放激素类似剂（GnRHa）

造成低促性腺激素、低雌激素状态，缓解症状。有一定副作用，不宜长期应用。

5. 达那唑

200 mg/d。有弱雄激素和肝功能损害作用，只用于其他治疗无效，且症状严重时。

6. 溴隐亭

1. 25~2. 5 mg/次，每日 2 次，经前 14 日起服用，月经来潮时停药。

7. 醛固酮受体拮抗剂

螺内酯 20 mg/次，每日 2~3 次。

8. 维生素 B_6

口服 100 mg/d，可改善症状。

第三节　　排卵障碍性异常子宫出血

排卵障碍可引起月经周期与经期出血量异常的子宫出血（abnormal uterine bleeding，AUB）。基于 2011 年 FIGO 月经失调工作组（FIGO menstrual disorders group，FM-DG）提出的异常子宫出血（abnormal uterine bleeding，AUB）新分

类，2014 年中华医学会妇产科学分会妇科内分泌学组将排卵障碍性异常子宫出血（简称 AUB-O）定义为：因稀发排卵、无排卵及黄体功能不足，主要由于下丘脑-垂体-卵巢轴功能异常引起的异常子宫出血。常见于青春期、绝经过渡期，生育期也可因 PCOS、肥胖、高催乳素血症、甲状腺疾病等引起。

基于正常月经的要素，2014 年中华医学会妇产科学分会妇科内分泌学组规范了 AUB 术语的范围（表 2-1）。

表 2-1　正常子宫出血（月经）与 AUB 术语的范围

（中华医学会妇产科学分会妇科内分泌学组 2014）

月经的临床评价指标	术语	范围
月经频率	月经频发	<21d
	月经稀发	>35d
月经规律性		
（近 1 年的周期之间的变化）	规律月经	<7d
	不规律月经	≥7d
	闭经	≥6 个月无月经
经期长度	经期延长	>7d
	经期过短	<3d
经期出血量	月经过多	>80 mL
	月经过少	<5 mL

一、无排卵性异常子宫出血

卵巢不排卵可导致孕激素缺乏，子宫内膜仅受雌激素的作用，可呈现不同程度的增殖改变。继后，可因雌激素量的不足，子宫内膜发生突破性出血；抑或因雌激素持续作用的撤退，子宫内膜发生出血自限机制异常，出现月经量增多或经期延长，称为无排卵性异常子宫出血。常见于卵巢功能初现期和衰退期。

【病因和病理生理】

稀发排卵、无排卵主要由下丘脑-垂体-卵巢轴功能异常引起。常见于青春期、绝经过渡期。育龄期亦可因多囊卵巢综合征、肥胖、高催乳素血症、甲状腺疾病等引起。

各期无排卵性异常子宫出血发病机制各不相同。

（一）青春期

青春期女性初潮后需要 1.5~6 年时间（平均 4.2 年）建立稳定的月经周期性调控机制。由于该时期下丘脑-垂体-卵巢轴尚未成熟，FSH 呈持续低水平，虽有卵泡生长，但不能发育为成熟卵泡，合成、分泌的雌激素量未能达到促使 LH 高峰（排卵必需）释放的阈值，故无排卵。此外，青春期少女正处于生理与心理的急剧变化期，情绪多变，感情脆弱，发育不健全的下丘脑-垂体-卵巢轴更易受到内、外环境的多因素影响，导致排卵障碍。

（二）绝经过渡期

该时期女性卵巢功能逐渐衰退，卵泡逐渐耗尽，剩余卵泡对垂体促性腺激素反应性降低，卵泡未能发育成熟，雌激素分泌量波动不能形成排卵前高峰，故不排卵。

（三）生育期

生育期妇女既可因内、外环境刺激，如劳累、应激、流产、手术和疾病等引起短暂的无排卵，也可因肥胖、多囊卵巢综合征、高催乳素血症等引起持续无排卵。

各种原因引起的无排卵均可导致子宫内膜受单纯雌激素影响，而无孕激素对抗，达到或超过雌激素的内膜出血阈值，从而发生雌激素突破性出血。突破性出血有两种类型：低水平雌激素维持在阈值水平，可发生间断性少量出血，内膜修复慢，出血时间延长；高水平雌激素维持在有效浓度，雌激素超过阈值水平引起长时间闭经，因无孕激素参与，内膜增厚但不牢固，易发生急性突破性出血，血量汹涌。也可因子宫内膜在单纯雌激素的刺激下持续增生，此时因多数卵泡退化闭锁，导致雌激素水平突然急剧下降，内膜失去支持而撤退性出血。

无排卵性异常子宫出血与子宫内膜出血的自限性机制缺陷有关。①子宫内膜组织脆性增加：因子宫内膜受单纯雌激素影响，腺体持续增生，间质因缺乏孕激素作用而反应不足，导致子宫内膜组织脆弱，易自发溃破出血；②子宫内膜脱落不全：正常月经前子宫内膜的剥脱同步、完全、快速，而无排卵的子宫内膜由于雌激素的波动，脱落不规则和不完整，表现为子宫内膜部分区域在雌激素作用下修复，而另一部分区域发生脱落和出血，这种持续性增生的子宫内膜局灶性脱落缺乏足够的组织丢失量，难以有效刺激子宫内膜的再生和修复；③血管结构与功能异常：不规则的组织破损和多处血管断裂，以及小动脉螺旋化缺乏，收缩乏力，造成流血时间延长、流血量增多；④凝血与纤溶异常：多次子宫内膜组织的破损不断活化纤维蛋白溶酶，导致局部纤维蛋白裂解增强，子宫内膜纤溶亢进，凝血功能异常；⑤血管舒缩因子异常：增殖期子宫内膜 PGE_2 含量高于 $PGF_{2\alpha}$，另外，前列环素具有促血管扩张和抑制血小板凝集作用，而在无排卵性异常子宫出血时，PGE_2 含量和敏感性更高，血管易于扩张，出血增加。

【临床表现】

无排卵异常子宫出血可有各种不同临床表现，最常见的症状为：①月经周期紊乱；②经期长短与出血量多少不一，出血量少者仅为点滴出血，出血量多、时间长者可能继发贫血，大量出血，甚至导致休克。出血期间一般无腹痛或其他不适。

【诊断】

主要依据病史、体格检查及辅助检查做出诊断。

（一）病史

需要了解异常子宫出血类型、发病时间、病程经过、出血前有无停经史、以往治疗经过。注意病人年龄、月经史、婚育史、是否采取避孕措施、经期是否服用干扰排卵或抗凝的药物。是否存在引起全身或生殖系统的相关疾病，如肝炎、血液病、糖尿病、甲状腺功能亢进或减退等疾病。

（二）体格检查

检查是否存在贫血、甲亢、甲减、多囊卵巢综合征及全身出血性疾病的阳性体征。进行妇科检查以排除来自阴道、宫颈、子宫等生殖系统器质性病变。

（三）辅助检查

其目的是进一步鉴别诊断，确定疾病的严重程度及是否存在合并症。

1. 凝血功能检查

血小板计数，出、凝血时间，凝血酶原时间，促凝血酶原激酶时间等，排除凝血及出血功能障碍性疾病。

2. 血红细胞计数、血红蛋白

确定病人有无贫血情况。

3. 尿妊娠试验或血 HCG 检测

有性生活史者，应进行妊娠试验，排除妊娠及妊娠相关疾病。

4. 盆腔超声检查

可了解子宫大小、形状，子宫内膜厚度及回声等，以明确有无宫腔内占位性病变及其他生殖道器质性病变。

5. 基础体温测定（BBT）

有助于判断有无排卵，基础体温呈单相型，提示无排卵；基础体温呈双相型，经间期出现不规则出血时，可了解出血是在卵泡期、排卵期或黄体期；还可以提示黄体功能不健全（体温升高日≤11日）、子宫内膜不规则脱落（高温期体温下降缓慢伴经前出血）。

6. 血清激素测定

适时测定血清孕酮水平，可了解黄体功能及确定有无排卵，一般于估计下次月经前7日（相当于黄体中期）测定，但常因出血频繁往往难以确定测定时间。同时可于早卵泡期测定血清 LH、FSH、PRL、E_2、T、TSH 水平，以排除其他内分泌疾病。

7. 宫颈细胞学检查

宫颈细胞学检查（the Bethesda system，TBS）报告系统或巴氏分类法，用于排除宫颈癌及其癌前病变。

8. 子宫内膜取样

（1）诊断性刮宫（dilation curettage，DC）：简称诊刮。其目的包括止血和明确子宫内膜病理学诊断。年龄>35岁、药物治疗无效、尤其存在子宫内膜癌高危因素的异常子宫出血病人，应行分段诊刮，以排除宫颈管病变。拟确定卵巢排卵功能或了解子宫内膜增生程度时，宜在经前期或月经来潮6小时内刮宫。不规则阴道流血或大量流血时，可随时刮宫。对未婚病人，若激素治疗无效或疑有器质性病变，也应经病人和其家属知情同意后考虑诊刮。刮宫要全面，特别注意两侧宫角部，并注意宫腔大小、形态、宫壁是否平滑、刮出物性质和数量。刮出物应全部送病理学检查。

（2）子宫内膜细胞学检查：子宫内膜细胞刷自宫颈管进入宫腔刷取子宫内膜细胞进行病理学检查。

（3）子宫内膜活组织检查：可采用带负压的子宫内膜组织吸管或小刮匙获取组织，其优点是创伤小，可获得足够组织标本用于诊断。

9. 宫颈黏液结晶检查

经前检查出现宫颈黏液羊齿植物叶状结晶提示无排卵。

10. 宫腔镜检查

在宫腔镜直视下选择病变区进行活检，可诊断各种子宫内膜病变，如子宫内膜息肉、黏膜下子宫肌瘤、子宫内膜癌等。

【鉴别诊断】

在诊断无排卵异常子宫出血前，必须排除生殖器官器质性病变或全身性疾病导致的出血。需要鉴别的疾病包括以下几种。

（一）异常妊娠或妊娠并发症

如流产、异位妊娠、葡萄胎、子宫复旧不良，胎盘残留、胎盘息肉或滋养细胞病变等。

（二）生殖器官肿瘤

如子宫内膜癌、子宫颈癌、滋养细胞肿瘤、子宫肌瘤、卵巢肿瘤等。

（三）生殖器官感染

如急性或慢性阴道炎、宫颈炎或子宫内膜炎等。

（四）生殖道损伤

如阴道裂伤出血。

（五）子宫不规则出血

性激素类药物使用不当、宫内节育器或异物引起的子宫不规则出血。

（六）全身性疾病

如血液病、肝肾衰竭、甲状腺功能亢进或减退等。

【治疗】

无排卵异常子宫出血的一线治疗是药物治疗。青春期及生育期治疗以止血、调整周期为治疗原则，有生育要求者需促排卵治疗。绝经过渡期治疗以止血、调整周期、减少经量，防止子宫内膜病变为治疗原则。

（一）止血

需要根据出血量选择合适的制剂和正确的使用方法。对少量出血者，使用最低有效剂量激素，以减少药物副作用。对大量出血病人，要求性激素治疗 8 小时内见效，24~48 小时内出血基本停止，若 96 小时以上仍不止血，应考虑有器质性病变存在的可能。

1. 性激素治疗

采用雌激素、孕激素或雌、孕激素联合用药。

（1）雌、孕激素联合治疗：性激素联合用药的止血效果优于单一用药。采用孕激素占优势的口服避孕药，在治疗青春期或生育期无排卵异常子宫出血，常常有效。目前使用第三代短效口服避孕药，如复方屈螺酮片、去氧孕烯炔雌醇片、复方孕二烯酮片或复方醋酸环丙孕酮片。用法为每次 1~2 片，每 6~12 小时 1 次，血止 3 日后按每 3 日减量 1/3，逐渐减量至每日 1 片，维持至出血停止后 21 日周期结束。

（2）单纯雌激素治疗：使用大剂量雌激素可迅速促使子宫内膜生长，短期内修复创面而止血，也称"子宫内膜修复法"，适用于急性大量出血病人。主要药物为结合雌激素、戊酸雌二醇。具体用法如下。①结合雌激素（口服片剂）1.25 mg/次，或戊酸雌二醇 2 mg/次，每 4~6 小时 1 次口服，血止 3 日后按每 3

日递减 1/3 量为宜。②结合雌激素（肌注针剂）：25 mg 静脉注射，可 4~6 小时重复 1 次，一般用药 2~3 次，次日应给予结合雌激素 3.75~7.5 mg/d，口服，并按每 3 日递减 1/3 量逐渐减量。也可在 24~48 小时内开始用口服避孕药。

对存在血液高凝状态或有血栓性疾病史的病人应禁用大剂量雌激素止血。所有雌激素疗法在血红蛋白增加至 90g/L 以上后均必须加用孕激素撤退，有利于停药后子宫内膜的完全脱落。对于间断少量长期出血者，雌激素水平常常较低，也可应用雌激素治疗，多使用生理替代剂量，如妊马雌酮 1.25 mg 或戊酸雌二醇 2 mg，每日 1 次，共 21 日，最后 7~10 日加用孕激素，如地屈孕酮 10 mg，每日 2 次。

（3）单纯孕激素治疗：使雌激素作用下持续增生的子宫内膜转化为分泌期，并有对抗雌激素作用，使内膜萎缩，也称"子宫内膜萎缩法""子宫内膜脱落法"或"药物刮宫"。适用于体内已有一定雌激素水平、血红蛋白水平 >80g/L，生命体征稳定的病人。合成孕激素分为 3 类，常用的为地屈孕酮 10 mg 口服，每 6~12 小时 1 次，2~3 日血止后按每 3 日减量 1/3，直至维持量 10 mg，每日 2 次，持续用药至血止后 21 日停药。也可用 17-α 羟孕酮衍生物（甲羟孕酮或甲地孕酮）、左炔诺孕酮和 19-去甲基睾酮衍生物（炔诺酮）等。

2. 刮宫术

可迅速止血，并具有诊断价值，可以了解子宫内膜病理，排除恶性病变。适用于急性大出血、存在子宫内膜癌高危因素、育龄期病程长和绝经过渡期的病人。对无性生活史的青少年，仅适用于大量出血且药物治疗无效需立即止血或急需了解子宫内膜组织学以排除内膜病变者，应经病人和其家属知情同意后考虑刮宫，一般不轻易行刮宫术。

3. 辅助治疗

（1）一般止血药物治疗：抗纤溶药物和促凝药物，均有减少出血量的辅助作用，但不能赖以止血。如抗纤溶药物氨甲环酸静脉注射或静脉滴注：每次

0.25~0.5g，一日0.75~2g；口服，每次500 mg，3次/日；还可以用巴曲酶、酚磺乙胺、维生素K等。

（2）雄激素：雄激素有对抗雌激素、减少盆腔充血、增强子宫平滑肌及子宫血管张力的作用，以减少子宫出血量，有协助止血作用，如丙酸睾酮等。

（3）矫正凝血功能：出血严重时，可补充凝血因子，如纤维蛋白原、血小板、新鲜冻干血浆。

（4）纠正贫血：中、重度贫血病人在上述治疗的同时应补充铁剂、叶酸，严重贫血者需输注新鲜血。

（5）预防感染：流血时间长、贫血严重、机体抵抗力低下或存在感染的临床征象时，应及时给予抗生素治疗。

（二）调整月经周期

应用性激素止血后，必须调整月经周期，青春期或生育期无排卵异常子宫出血病人，需恢复正常的内分泌功能，以建立正常月经周期；绝经过渡期病人，需控制出血及预防子宫内膜增生症发生。

1. 雌、孕激素序贯治疗

即人工周期，模拟月经周期中卵巢分泌的内分泌变化，序贯应用雌、孕激素，使子宫内膜发生相应变化。适用于青春期及生育期内源性雌激素较低病人。于撤退性出血第5日开始，生理替代戊酸雌二醇1~2 mg或结合雌激素片0.625~1.25 mg，每晚1次，连服21日，至服用雌激素第11~16日，加用醋酸甲羟孕酮片10 mg/d，或地屈孕酮10 mg，2次/日，持续10~14日。连续3个周期为一疗程。若正常月经仍未建立，应重复上述序贯治疗。若病人体内有一定雌激素水平，雌激素宜选择低剂量治疗。

2. 雌、孕激素联合治疗

此法开始即用孕激素，以限制雌激素的促内膜生长作用，使撤药性出血逐步减少，其中雌激素可预防治疗过程中孕激素的突破性出血。常用口服避孕药，可以很好地控制周期，尤其适用于有避孕需求的生育期病人。一般自药物撤退性出血第 5 日起，1 片/日，连服 21 日，1 周为药物撤退性出血间隔，连续 3 个周期为 1 个疗程，病情反复者酌情延至 6 个周期。用药期间应该注意口服避孕药的潜在风险，有血栓性疾病、心脑血管疾病高危因素及 40 岁以上吸烟的女性不宜使用。

3. 孕激素后半周期治疗

适用于有内源性雌激素的青春期或组织学检查为子宫内膜增生期病人。于月经周期后半期（撤药性出血的第 16~25 日）口服地屈孕酮 10 mg/d，每日 2 次，共 10 日，或微粒化孕酮 200~300 mg/d，共 5~7 日，或醋酸甲羟孕酮 10 mg/d，连用 10 日，或肌注黄体酮 20 mg/d，共 5 日。酌情应用 3~6 个周期。

4. 宫内孕激素释放系统

宫腔内放置含孕酮或左炔诺孕酮缓释系统宫内节育器（levonorgestrel-releasing，IUD），每日释放左炔诺孕酮 20μg，能在宫腔内局部抑制子宫内膜生长，减少经量 80%~90%，甚至出现闭经，有效期 4~5 年，适用于已无生育要求的育龄期病人。

（三）手术治疗

1. 子宫内膜切除术

利用宫腔镜下单、双极金属套环，激光、滚动球电凝、热球内膜切除及微波内膜切除等方法，使子宫内膜组织凝固或坏死。治疗必要条件：无生育要求并需排除子宫内膜恶性病变、子宫内膜不典型增生及子宫内膜复杂性增生过长者。要求子宫<12 孕周，宫腔深度<12 cm。

2. 子宫切除术

对于药物治疗效果不佳或不宜用药、无生育需求，尤其是不易随访的年龄较大者，在了解所有药物治疗方法后，病人和家属知情后可选择子宫切除手术治疗。

二、黄体功能不足

黄体功能不足（luteal phase defect，LPD）可因黄体期孕激素分泌不足或黄体过早衰退，导致子宫内膜分泌反应不良，从而引起月经频发。

【发病机制】

足够水平的 FSH 和 LH、LH/FSH 比值及卵巢对 LH 良好的反应是黄体健全发育的必要前提。黄体功能不足有多种因素。

（一）卵泡发育不良

卵泡颗粒细胞数目和功能分化缺陷，特别是颗粒细胞膜上 LH 受体缺陷，引起排卵后颗粒细胞黄素化不良及分泌孕酮量不足。神经内分泌调节功能紊乱可导致卵泡期 FSH 缺乏，卵泡发育缓慢，雌激素分泌减少，从而对下丘脑及垂体正反馈不足。

（二）LH 排卵高峰分泌不足

卵泡成熟时 LH 排卵峰分泌量不足，促进黄体形成的功能减弱，是黄体功能不足的常见原因。循环中雄激素水平偏高和垂体泌乳激素升高等因素都可抑制 LH 排卵峰。

（三）LH 排卵峰后低脉冲缺陷

LH 排卵峰后的垂体 LH 低脉冲分泌是维持卵泡膜黄体细胞功能的重要机制，若此分泌机制缺陷将导致黄体功能不足。

【病理】

子宫内膜形态表现为分泌期腺体呈分泌不良，间质水肿不明显或腺体与间质发育不同步，或在内膜各个部位显示分泌反应不均，如在血管周围的内膜，孕激素水平稍高，分泌反应接近正常，远离血管的区域则分泌反应不良。内膜活检显示分泌反应较实际周期日至少落后 2 日。

【临床表现】

一般表现为月经周期缩短，因此月经频发。有时月经周期虽在正常范围内，但卵泡期延长、黄体期缩短（<11 日）。在育龄妇女常可表现为不易受孕或在孕早期流产。

【诊断】

根据月经周期缩短、不孕或早孕时流产，妇科检查无引起异常子宫出血的生殖器官的器质性结构改变；基础体温双相型，但排卵后体温上升缓慢，上升幅度偏低，高温期短于 11 日。经前子宫内膜活检显示分泌反应至少落后 2 日，可做出诊断。

【治疗】

（一）促进卵泡发育

针对其发生原因，调整性腺轴功能，促使卵泡发育和排卵，以利于正常黄体的形成。

促卵泡发育治疗：首选药物为氯米芬，适用于黄体功能不足卵泡期过长者。氯米芬可通过与内源性雌激素受体竞争性结合而促使垂体释放 FSH 和 LH，达到促进卵泡发育的目的。可于月经第 2~5 日开始每日口服氯米芬 50 mg，共 5 日。应用 3 个周期后停药并观察其恢复情况。疗效不佳，尤其不孕者，考虑每日口服氯米芬量增加至 100~150 mg 或采用 hMG-hCG 疗法，以促进卵泡发育和诱发排卵，促使正常黄体形成。

（二）促进月经中期 LH 峰形成

在监测到卵泡成熟时，使用绒毛膜促性腺激素 5000~10000 U 肌注，以加强月经中期 LH 排卵峰，达到促进黄体形成和提高其分泌孕酮的功能。

（三）黄体功能刺激疗法

于基础体温上升后开始，肌注 hCG 1000~2000 U，每周 2 次或隔日 1 次，共 2 周，可使血浆孕酮明显上升。

（四）黄体功能替代疗法

一般选用天然黄体酮制剂。自排卵后或预期下次月经前 12~14 日开始，每日肌注黄体酮 10~20 mg，共 10~14 日；也可口服天然微粒化孕酮，以补充黄体分泌孕酮的不足。

（五）改善黄体功能

合并高催乳素血症的治疗使用溴隐亭每日 2.5~5 mg，可使催乳激素水平下降，并促进垂体分泌促性腺激素及增加卵巢雌、孕激素分泌，从而改善黄体功能。

第四节　原发性痛经

痛经为月经期出现的子宫痉挛性疼痛，可伴腰酸、下腹坠痛或其他不适，严重者可影响生活和工作。痛经分为原发性与继发性两种：原发性痛经是无盆腔器质性病变的痛经，发生率占 36.06%，痛经始于初潮或其后 1~2 年；继发性痛经通常是器质性盆腔疾病的后果。本节仅介绍原发性痛经。

【病理生理】

目前已有的研究资料显示，原发性痛经是因子宫痉挛性收缩引起的子宫缺血所致，其原因与子宫内膜前列腺素类物质分泌量增多或失平衡有关。分子生物学研究发现，分泌期子宫内膜前列腺素类含量高于增生期内膜。分泌晚期因孕激素水平的下降，子宫内膜启动溶解性酶促反应，激活环氧酶（cyclooxygenase，COX）通路及释放前列腺素类物质。前列腺素类中 $PGF_{2\alpha}$ 为导致痛经的主要介质，可引起子宫平滑肌高基础张力、节律异常的痉挛性收缩，造成子宫缺血、疼痛。

同时，$PGF_{2\alpha}$ 进入血液循环可引起胃肠道、泌尿道和血管等处的平滑肌收缩，从而引发相应的全身症状。

垂体后叶加压素、内源性缩宫素等也可能导致子宫肌层的高敏感性，减少子宫血流，引起痛经。另外原发性痛经还受精神、神经因素的影响，与个体痛阈及遗传因素也有关。

【临床表现】

于月经来潮前数小时即感疼痛，经时疼痛逐步或迅速加剧，历时数小时至2~3 日不等。疼痛常呈阵发性或痉挛性，通常位于下腹部，放射至腰骶部或大腿内侧。50%病人有后背部痛、恶心呕吐、腹泻、头痛及乏力；严重病例可发生晕厥而急诊就医。一般妇科检查无异常发现。有时可见子宫发育不良、子宫过度前屈、后屈以及子宫内膜呈管状脱落的膜样月经等情况。

【诊断与鉴别诊断】

一般在初潮后一段时间，月经转规律以后出现经期下腹坠痛，基础体温测定证实痛经发生在排卵周期，妇科检查排除器质性疾病，临床即可诊断。需与子宫内膜异位症、子宫腺肌病、盆腔感染、黏膜下子宫肌瘤及宫腔粘连症等引起的痛经相鉴别。三合诊检查、腹腔镜及宫腔镜有助于鉴别诊断。

【治疗】

主要目的是缓解疼痛及其伴随症状。

(一) 一般治疗

应重视精神心理治疗，阐明月经期轻度不适是生理反应。必要时可给予镇痛、镇静、解痉治疗。

(二) 药物治疗

1. 抑制排卵药物

通过抑制下丘脑-垂体-卵巢轴，抑制排卵，抑制子宫内膜生长，降低前列腺素和加压素水平，从而缓解痛经程度。口服避孕药疗效可达90%以上，主要适用于要求避孕的病人。

2. 前列腺素合成酶抑制剂

通过抑制前列腺素合成酶的活性，减少PG的产生，防止过强子宫收缩和痉挛，降低子宫压力，从而达到治疗的目的，有效率60%~90%，适用于不要求避孕或对口服避孕药效果不好的原发性痛经病人。月经来潮或痛经出现后连续服药2~3日。如吲哚美辛、布洛芬、酮洛芬等。主要副作用为胃肠道症状及过敏反应，消化道溃疡者禁用。

第五节　病理性闭经

闭经包括生理性闭经和病理性闭经。本节仅介绍病理性闭经。

病理性闭经分为两类：原发性闭经和继发性闭经。原发性闭经的年龄界定在不同教科书或专著里略有不同，2011年中华医学会妇产科学分会内分泌学组发表的共识为：原发性闭经是指女性年逾16岁，虽有第二性征发育但无月经来潮，或年逾 14 岁，尚无第二性征发育及月经。继发性闭经为月经来潮后停止 3 个周期或 6 个月以上。

【病因】

世界卫生组织（WHO）将闭经归纳为 3 型：Ⅰ 型为无内源性雌激素产生，卵泡刺激素（FSH）水平正常或低下，泌乳激素（PRL）正常水平，无下丘脑-垂体器质性病变的证据；Ⅱ 型为有内源性雌激素产生，FSH 及 PRL 水平正常；Ⅲ 型为 FSH 升高，提示卵巢功能衰竭。下丘脑-垂体-卵巢及子宫或子宫内膜-下生殖道经血引流的任何部位发生功能的或器质性病变均可能引起闭经。不同部位的异常表现为不同的型别，临床上分析闭经病因时可以循此思路。

（一）原发性闭经

多数由于遗传因素或先天性发育异常所致。确定第二性征发育与否有助于发现闭经的原因。

1. 没有第二性征的闭经

缺乏第二性征表明从未有过雌激素作用。

（1）高促性腺激素性性腺功能减退

大多与遗传异常有关的性腺功能减退或性激素合成关键酶缺陷有关。性激素缺乏，LH 和 FSH 水平升高。

（2）低促性腺激素性性腺功能减退

低促性腺激素性性腺功能减退（hypogonadotropic hypogonadism，HH）病因源于下丘脑垂体。

2. 有第二性征和解剖异常的闭经

解剖异常指月经流出道阻塞或缺失，完整的流出道包括阴道、功能性宫颈和子宫。

（1）月经流出道异常

包括处女膜闭锁、完全阴道横隔、米勒管发育不全综合征。后者与半乳糖代谢异常有关，染色体核型和促性腺激素水平正常，第二性征发育正常，表现为始基子宫或无子宫、宫颈和阴道发育不全或缺如。15%的病人有肾缺如或异常，40%有双尿路系统，5%～12%有骨骼异常。如有完整子宫内膜的流出道阻塞者可引起经血流出受阻致周期性腹痛、阴道乃至子宫和腹腔积血。

（2）雄激素不敏感综合征

完全先天性雄激素不敏感表型为女性，是男性假两性畸形。染色体是男性（XY），位于X染色体上的雄激素受体基因缺陷，故血总睾酮浓度在正常范围但没有生物效应。睾丸位于腹腔或腹股沟。青春期睾酮转化为雌激素，因而乳房发育丰满但乳头发育不良，乳晕苍白，腋毛和阴毛少或缺如；有较浅的盲端阴道，子宫输卵管缺如。

（3）真两性畸形

较罕见，染色体核型为XY、XY和嵌合体，有男性和女性性腺，外生殖器通常是模棱两可的，常有乳房发育。

（4）抵抗性卵巢综合征或称卵巢不敏感综合征

也称Savage综合征，病人FSH受体缺失或受体下游存在缺陷。特征为卵巢虽有卵泡，但对促性腺激素不敏感，故卵泡不分泌雌二醇，促性腺激素升高。临床表现为原发性闭经，也有表现为继发闭经或卵巢早衰，性征发育接近正常。

（5）其他

第二性征发育后的卵巢早衰包括染色体异常（如嵌合体的Turner综合征）、医源性（放射、化疗、手术创伤）、自身免疫性疾病、半乳糖血症（轻型或杂合子）。

（二）继发性闭经

所有闭经的育龄期妇女都应考虑妊娠问题，在排除了妊娠后，常见的继发性闭经原因有甲状腺功能异常和高催乳素血症。此外的主要病因是下丘脑-垂体-卵巢轴及子宫的病变。

1. 中枢神经-下丘脑性闭经

（1）精神应激性

环境改变、过度紧张或精神打击等抑制垂体促性腺激素分泌。

（2）慢性疾病

神经性厌食、过度劳累、过度锻炼或运动和营养不良、体重过低均可抑制GnRH分泌，由此导致促性腺激素低下状态至闭经。

（3）肥胖

肥胖妇女的高胰岛素血症、外周转化过多的雌酮、SHBG较低导致的异常增加游离雄激素等对GnRH脉冲释放的干扰引起无排卵者，可表现为月经稀发或继发闭经。

（4）药物性闭经

口服避孕药或注射甲羟孕酮避孕针对下丘脑GnRH分泌的抑制引起继发性闭经。另外，有些药物如氯丙嗪、利血平等通过抑制下丘脑多巴胺使垂体分泌催乳激素增加引起闭经。

（5）下丘脑肿瘤

最常见于颅咽管瘤。

2. 垂体性闭经

（1）垂体肿瘤

包括激素分泌和非功能性的垂体肿瘤，最常见的是分泌催乳素的腺瘤，不同高水平的PRL可有不同的临床表现：轻则黄体功能不良，重则闭经。后者称闭经溢乳综合征。垂体肿瘤引起任何一种激素过多均可影响月经，如分泌ACTH的垂体肿瘤引起库欣综合征，表现为肥胖、满月脸、多毛和月经紊乱或闭经。

（2）垂体梗死

由于产后出血和低血压导致腺垂体急性梗死和坏死，可出现局限的后眼眶头痛或视觉和视力障碍，并引起一系列腺垂体功能低下的症状，如低促性腺激素性腺功能低下性闭经、产后无乳、脱发、阴毛腋毛脱落以及肾上腺皮质、甲状腺功能减退症状。

（3）空蝶鞍综合征

蝶鞍隔先天性发育不全或被肿瘤及手术破坏，而使充满脑脊液的蛛网膜下隙向垂体窝（蝶鞍）延伸，使腺垂体被压扁，蝶鞍扩大，称空蝶鞍。临床表现为闭经，可伴溢乳。催乳激素可高于正常。

（4）其他

糖尿病脉管炎和地中海贫血在少见情况下表现为垂体功能衰竭，淋巴性垂体炎的垂体破坏。

（三）卵巢性闭经

卵巢性闭经指卵巢功能衰退或继发性病变所引起的闭经。

1. 卵巢早衰

40岁前由于卵巢内卵泡耗竭或医源性损伤导致卵巢功能衰竭，称卵巢早衰。病因可为遗传因素、自身免疫性疾病、病毒对卵母细胞的损害作用、医源性（盆腔放射及全身化疗、手术）损伤或特发性因素。以低雌激素和促性腺激素升高为特征，FSH>40U/L，表现为继发闭经和围绝经期症状。

2. 卵巢功能性肿瘤

分泌雄激素的卵巢肿瘤。

（四）子宫性闭经

由子宫内膜破坏所致闭经。

1. 人工流产后宫颈或宫腔粘连

常见于人工流产、产后或流产后出血过度清宫引起的子宫内膜损伤、瘢痕化和粘连；粘连可使宫腔、宫颈内口、宫颈管或上述多处部位部分或全部阻塞，从而引起闭经。

2. 其他子宫内膜破坏

子宫内膜结核、感染、手术切除或放疗破坏子宫内膜可引起闭经。

（五）其他

雄激素增高的疾病：有多囊卵巢综合征、先天性肾上腺皮质增生症（congenital adrenal hyper-plasia，CAH）、分泌雄激素的肾上腺肿瘤和卵巢肿瘤及卵泡膜细胞增殖症等；甲状腺疾病包括常见的甲状腺疾病为桥本氏病及 Graves 病，因自身免疫抗体引起甲状腺功能减退或亢进，并抑制 GnRH 的分泌引起闭经。

【诊断】

闭经是临床表现，对闭经的诊断即是病因诊断。

（一）病史

包括月经史、婚育史、服药史、子宫手术史、家族史以及发病可能起因和伴随症状，如环境变化、精神心理创伤、情感应激、运动性职业或过强运动、营养状况及有无头痛、溢乳等。原发性闭经者应了解青春期生长和第二性征发育进程。

（二）体格检查

包括智力、身高、体重，第二性征发育状况，有无体格发育畸形，甲状腺有无肿大，乳房有无溢乳，皮肤色泽及毛发分布。原发性闭经应行青春期发育和生长曲线图的评估：前者包括目前的身高、体重和臂长（正常成人的臂长与身高相差<5 cm）；乳房发育参照 Tanner 分期法；性征幼稚者还应检查嗅觉有无缺失，头痛或溢乳者还应行视野测定。

（三）妇科检查

内、外生殖器发育情况及有无畸形；外阴色泽及阴毛生长情况；阴道的长度（探针探入）以及是否存在宫颈和子宫（肛诊）。可借助盆腔超声检查了解子宫和卵巢发育情况。已婚妇女可用阴道窥器暴露阴道和宫颈。

（四）辅助检查

可按照原发性闭经诊断流程和继发性闭经诊断流程行病因诊断及鉴别诊断。

1. 评估雌激素水平以确定闭经程度

①孕激素试验：孕激素撤退有流血者说明体内有一定内源性雌激素水平影响；停药后无撤退性流血者则可能存在两种情况：①内源性雌激素水平低落；②子宫病变所致闭经。

②雌激素试验：即服用足够量的雌激素如戊酸雌二醇或 17β 雌二醇 2~4 mg/d 或结合雌激素 0.625~1.25 mg/d，20~30 天后再加用孕激素；停药后有撤退性流血者可排除子宫性闭经；停药无撤退性流血者可确定子宫性闭经。但如病史及妇科检查已明确为子宫性闭经及下生殖道发育异常，此步骤可省略。

2. 激素测定

建议停用雌孕激素药物至少两周后行 FSH、LH、PRL、促甲状腺激素（TSH）等激素测定，以协助诊断。

（1）PRL 及 TSH 的测定：血 PRL>25ng/mL 诊断为高催乳素血症；PRL、TSH 同时升高提示甲状腺功能减退引起的闭经。

（2）FSH、LH 的测定：FSH>40 U/L（相隔 1 月，两次以上测定），提示卵巢功能衰竭；FSH>20 U/L，提示卵巢功能减退；LH<5 U/L 或者正常范围提示病变环节在下丘脑或者垂体。

（3）其他激素的测定：肥胖或临床上存在多毛、痤疮等高雄激素体征时尚需测定胰岛素、雄激素（血睾酮、硫酸脱氢表雄酮）、孕酮和 17 羟孕酮，以确定是否存在胰岛素抵抗、高雄激素血症或先天性肾上腺皮质增生等疾病。

3. 染色体检查

高促性腺激素性闭经及性分化异常者应做染色体检查。

4. 其他辅助检查

（1）超声检查：盆腔内有无占位性病变、子宫大小、子宫内膜厚度、卵巢大小、卵泡数目及有无卵巢肿瘤。卵巢有无多囊性改变。

（2）基础体温测定：了解卵巢排卵功能。

（3）宫腔镜检查：排除宫腔粘连等。

（4）影像学检查：头痛、溢乳或高 PRL 血症病人应行头颅/蝶鞍的 MRI 或 CT 检查以确定是否存在颅内肿瘤及空蝶鞍综合征等；有明显男性化体征病人还应行卵巢和肾上腺超声或 MRI 检查以排除肿瘤。

【治疗】

确定闭经病因后，根据病因给予治疗。

（一）病因治疗

如神经精神应激起因的病人应进行精神心理疏导；低体重或因节制饮食消瘦致闭经者应调整饮食、加强营养；运动性闭经者应适当减少运动量及训练强度。对于下丘脑（颅咽管肿瘤）、垂体肿瘤（不包括分泌泌乳素的肿瘤）及卵巢肿瘤应手术去除肿瘤；含 Y 染色体的高促性腺激素性闭经应尽快行性腺切除术；因生殖道畸形经血引流障碍而引起的闭经，应手术矫正使经血流出畅通。

（二）内分泌药物治疗

根据闭经的病因及其病理生理机制，采用针对性内分泌药物治疗。如 CAH

病人应采用糖皮质激素长期治疗。

1. 抑制垂体催乳激素过多分泌

（1）溴隐亭：为多巴胺激动剂，直接抑制垂体 PRL 分泌还可直接抑制垂体分泌 PRL 肿瘤细胞的生长和 PRL 的分泌。口服剂量为 2.5~5 mg/d，一般在服药的第 5~6 周能使月经恢复。垂体肿瘤病人口服溴隐亭 5~7.5 mg/d，敏感病人在服药后的 3 个月可见肿瘤明显缩小。不良反应为胃肠道不适，应餐中服。副作用重者，可经阴道给药（睡前），阴道给药较口服吸收完全，且避免药物肝脏首过效应，副作用小。

（2）甲状腺素：适用于甲状腺功能减退所致的高催乳激素血症。

2. 雌、孕激素替代治疗和（或）孕激素治疗

对青春期性幼稚及成人低雌激素血症应采用雌激素治疗，用药原则：对青春期性幼稚病人，在身高尚未达到预期身高时，起始剂量应从小剂量开始，如 17-β 雌二醇或戊酸雌二醇 0.5 mg/d 或结合雌激素 0.3 mg/d；在身高达到预期身高后，可增加剂量，如 17β 雌二醇或戊酸雌二醇 1~2 mg/d 或结合雌激素 0.625~1.25 mg/d 促进性征进一步发育，待子宫发育后，可根据子宫内膜增殖程度定期加用孕激素或采用雌、孕激素序贯配方的制剂周期疗法。成人低雌激素血症则先采用 17-β 雌二醇或戊酸雌二醇 1~2 mg/d 或结合雌激素 0.625 mg/d 以促进和维持全身健康和性征发育，待子宫发育后同样需根据子宫内膜增殖程度定期加用孕激素或采用雌、孕激素序贯配方的制剂周期疗法。青春期女孩的周期疗法建议选用天然或接近天然的孕激素，如地屈孕酮和微粒化黄体酮，有利于生殖轴功能的建立；有雄激素过多体征的病人可采用含抗雄激素作用的孕激素配方制剂。对有内源性雌激素水平的闭经病人则应定期采用孕激素，使子宫内膜定期剥脱。

（三）诱发排卵

对于低促性腺激素闭经有生育要求者，在采用雌激素治疗促进生殖器发育，

子宫内膜已获得对雌孕激素的反应后，可采用人绝经期尿促性腺激素（hMG）联合人绒毛膜促性腺激素（hCG）促进卵泡发育及诱发排卵，由于可能导致卵巢过度刺激综合征，故使用促性腺素诱发排卵必须由有经验的医生在有超声和激素水平监测的条件下用药；对于 FSH 和 PRL 正常的闭经病人，由于病人体内有一定内源性雌激素，可首选氯米芬作为促排卵药物；对于 FSH 升高的闭经病人，由于其卵巢功能衰竭，不建议采用促排卵药物治疗。

（四）辅助生育的治疗

对于有生育要求，诱发排卵后未成功妊娠，或合并输卵管问题的闭经病人或男方因素不孕者可采用辅助生殖技术治疗。

第六节　　多囊卵巢综合征

多囊卵巢综合征（poly cystic ovarian syndrome，PCOS）是一种以雄激素过高的临床或生化表现、稀发排卵或无排卵、卵巢多囊改变为特征的病变。

【发病相关因素】

病因至今尚不清楚，目前多认为多囊卵巢综合征发病可能为多基因异常和一些环境因素的相互作用所致。

（一）遗传因素

遗传学研究显示，部分 PCOS 病人存在明显的家族聚集性，主要以常染色体显性遗传方式遗传。基因测定提示，胰岛素受体（INSR）基因的缺陷可导致严重的胰岛素抵抗，并伴有 PCOS 样症状。至今尚未发现诱发 PCOS 的特异基因，而且临床上患 PCOS 的单卵双胎的同胞不一定患病，故 PCOS 的发病可能与多基因异常和必要的环境因素共同作用有关。

（二）环境因素

宫内激素环境可影响成年个体内分泌状态，如孕期暴露于高雄激素环境的雌性动物，成年后会发生无排卵和多囊卵巢。肥胖的发生主要与环境因素和遗传有关，肥胖及其发生与 PCOS 的发生发展存在相互促进的作用，肥胖病人的胰岛素抵抗及高胰岛素血症促进 PCOS 的发展。

【病理生理】

PCOS 的病理生理变化主要是内分泌和代谢的异常。内分泌异常包括 LH 高值、FSH 低值（LH/FSH 比值增大），雄激素过高、雌酮过多。代谢异常主要是胰岛素抵抗和胰岛素高值。不同个体、不同年龄病人的病理生理特征差异较大。

（一）内分泌异常的可能机制

（1）LH 高值、FSH 低值及其作用：约 2/3 PCOS 病人 LH 高值、LH/FSH>3。下丘脑过频的促性腺激素释放激素（GnRH）脉冲式分泌（可能是下丘脑功能失调）诱导垂体以相同的频率、但幅度增加地分泌过量的 LH。因过频分泌的 GnRH、长期外周雄烯二酮转化的雌酮（estrone，E_1）及卵巢小卵泡合成的多量抑素（inhibin B）反馈地抑制，垂体分泌低于正常量的 FSH，使 LH/FSH 比值增大。

过量的 LH 可影响卵泡的发育，导致排卵障碍，并与胰岛素共同作用促进卵巢间质、卵泡细胞合成过多的雄激素。

（2）雄激素过高及其作用：女性体内的雄激素主要有睾酮、雄烯二酮、脱氢表雄酮（de hydro epi androsterone，DHEA）等。目前尚无一种机制可解释为何 PCOS 雄激素过高。PCOS 病人循环血中约 60% 的雄烯二酮和睾酮来源于卵巢，约 40% 的雄烯二酮源自肾上腺，约 40% 的睾酮源自外周组织雄烯二酮的转换。过量的 LH 与过多的胰岛素共同作用促进卵巢间质、卵泡细胞合成过多的雄激素，卵巢间质和卵泡细胞也可因数量增多、LH 受体过表达增加雄激素的合成量。另外，PCOS 病人之体激素合成酶系统存在某种缺陷，也可能与雄激素的合成增加有关。同时，由于病人肝脏性激素结合球蛋白合成减少，导致游离雄激素增加。

源自肾上腺的雄激素是雄烯二酮、脱氢表雄酮和硫酸脱氢表雄酮，可在外周组织转换成睾酮，参与 PCOS 的病理生理变化。

循环血高雄激素可导致多毛、痤疮等临床表现，雄烯二酮可在外周组织（如脂肪、肌肉等）芳香化酶的作用下转换成雌酮，参与 FSH 分泌的反馈抑制。

卵巢局部高雄激素可能参与卵巢多囊病变的形成。卵巢局部高雄激素可转换成活性较强的双氢睾酮，后者可抑制颗粒细胞芳香化酶活性和 FSH 诱导 LH 受体合成，从而阻止卵泡的发育，形成多发小卵泡（直径 2～10 mm）。卵巢楔形切除或腹腔镜下卵巢打孔可降低雄激素水平、恢复排卵。

（二）代谢异常的可能机制

胰岛素抵抗及其作用：胰岛素抵抗（insulin resistance，IR）指外周组织对胰岛素敏感性降低，使胰岛素的生物效能低于正常。胰岛素通过细胞内信号传导途径发挥对卵巢的作用，包括调节葡萄糖代谢的促代谢途径和引起卵巢细胞分裂增殖作用的促分裂途径。40%～60%的 PCOS 病人存在胰岛素抵抗，原因包括胰岛素受体丝氨酸残基的过度磷酸化，减弱了信号传导或胰岛素受体基因突变、受体底物-Ⅰ（IRS-Ⅰ）以及受体后葡萄糖转运的缺陷。

胰岛素抵抗可导致机体代偿性形成高胰岛素血症，细胞内胰岛素/类胰岛素样生长因子的促分裂途径的作用因而放大；胰岛素与 LH 的共同作用可导致卵泡膜细胞和间质细胞的过度增殖，生成更多的雄激素；高胰岛素血症还可抑制肝脏性激素结合球蛋白（sex hormone binding globulin，SHBG）合成，使游离性激素增加，加重高雄激素血症生物作用。

【临床表现】

PCOS 常发病于青春期、生育期，以无排卵、不孕和肥胖、多毛等典型临床表现为主；中老年则出现因长期的代谢障碍导致的高血压、糖尿病、心血管疾病等。

（一）月经失调

病人的初潮年龄多为正常，但常在初潮后即出现月经失调，主要表现为月经稀发、经量少或闭经。少数病人表现为月经过多或不规则出血。

（二）不孕

PCOS 病人由于持续的无排卵状态，导致不孕。异常的激素环境可影响卵细胞的质量、子宫内膜的容受性甚至胚胎的早期发育，妊娠后易发生流产。

（三）多毛、痤疮

在高雄激素影响下，PCOS 女性呈现不同程度的多毛，阴毛呈男性型分布、浓密，发生率为 17%~18%。过多的雄激素转化为活性更强的双氢睾酮后，刺激皮脂腺分泌过盛，可出现痤疮。另外，还可有阴蒂肥大、乳腺萎缩等。极少数病例有男性化征象如声音低沉、喉结突出。

（四）肥胖

PCOS 病人中 40%~60% 的 BMI ≥ 25 kg/m^2，且常呈腹部肥胖型（腰围/臀围≥0.80）。35%~60% 的肥胖者伴有无排卵和多囊卵巢，其可能与外周组织雄烯二酮转化的雌酮过多、SHBG 合成减少所致的游离雌二醇和睾酮增加、卵巢局部高雄激素有关。腹部肥胖型内脏器官间也出现脂肪堆积，易导致代谢异常、心血管疾病等远期合并症。

（五）黑棘皮症

PCOS 伴胰岛素抵抗病人可出现黑棘皮症，局部皮肤或大或小的天鹅绒样、角化过度、灰棕色病变，常分布在颈后、腋下、外阴、腹股沟等皮肤皱褶处。

（六）其他健康风险

1. 妊娠期风险

肥胖 PCOS 妇女流产率较高，妊娠期糖尿病和高血压疾病发病风险增高，同时围生期其他并发症风险也随之升高。

2. 生活质量问题

PCOS 妇女心理障碍的患病率较高，疾病本身或临床表现（如肥胖、多毛、月经不调、不孕不育）可能增加焦虑、抑郁等情感障碍的发生。

（七）远期合并症

1. 糖尿病

胰岛素抵抗和高胰岛素血症、肥胖，易发展为糖耐量异常或糖尿病。

2. 心血管疾病

血脂代谢紊乱易引起动脉粥样硬化，从而导致冠心病、高血压等。

3. 肿瘤

持续的、无周期性的、相对偏高的雌激素水平和升高的雌酮与雌酮/雌二醇比值对子宫内膜的作用，又无孕激素拮抗，可增加子宫内膜癌发病率。

【辅助检查】

2009 年美国妇产科医师协会（The American Collogeof Obsetriciansand Gyne-cologists，ACOG）建议，若疑及 PCOS 时，可采用以下辅助检查，以便正确诊断、恰当治疗。

（一）体格检查

测定血压、确定 BMI、腰围、臀围，了解有无高血压和肥胖，确定肥胖类型。

（二）基础体温测定

不排卵病人表现为单相型基础体温曲线。

（三）盆腔检查及超声检查

盆腔检查有时可触及一侧或双侧增大的卵巢。超声检查可见包膜回声增强，轮廓较光滑，间质回声增强，一侧或双侧卵巢直径 2~9 mm 的卵泡 ≥12 个，和（或）卵巢体积卵泡围绕卵巢边缘，呈车轮状排列，称为"项链征"。连续监测不见优势卵泡发育及排卵。阴道超声检查较为准确，无性生活史的病人应经直肠超声检查。

（四）内分泌测定

1. 雄激素水平高

血清 T、A 水平升高，少数病人 DHEA 和 DHEAS 升高，SHBG 水平降低。

2. 雌激素改变

E_1 明显增多，E_2 相当于早、中卵泡期水平。病人体内总体雌激素处于较高水平。

3. 促性腺激素变化

LH 水平升高，较恒定地维持在正常妇女月经周期中卵泡期上下水平，而 FSH 则相当于早卵泡期水平，因此 LH/FSH 比值多升高，常 ≥2~3。

4. 胰岛素抵抗及高胰岛素血症

年轻 PCOS 病人、接受促排卵治疗 PCOS 病人以及具有胰岛素抵抗或高雄激素血症临床特征者应测定空腹胰岛素水平。50%~60%PCOS 病人呈现高胰岛素分泌和胰岛素抵抗，有发展为糖耐量受损和 2 型糖尿病的危险。

5. 空腹血脂、脂蛋白测定

肥胖型 PCOS 病人常合并血脂代谢异常，因此应对胆固醇及甘油三酯水平进行检测。

6. 血清催乳素（prolactin，PRL）水平

10%~15%PCOS 病人表现为轻度高催乳素血症，其可能为雌激素持续刺激所致。明显的高催乳素血症或催乳素瘤是 PCOS 的鉴别诊断之一。

7. 促甲状腺素（TSH）水平

以排除甲状腺功能异常引起的高雄激素血症。

8. 17 羟孕酮（17-OHP）

常用于雄激素升高时与肾上腺皮质增生症鉴别。

【诊断】

国际不同专家组认可的诊断标准不一，目前中华医学会妇产科分会推荐采用 2003 年欧洲人类生殖和胚胎与美国生殖医学学会的（ESHRE/ASRM）鹿特丹专家会议推荐的标准：月经稀发或闭经、高雄激素血症以及超声检查诊断多囊卵巢 3 项指标中任何 2 项。

【鉴别诊断】

（一）产生雄激素的卵巢肿瘤

如门细胞瘤、支持-间质细胞瘤，可产生大量雄激素，出现男性化表现如喉结大、阴蒂增大、血雄激素水平明显升高，可行超声、CT 检查协助诊断。

（二）先天性肾上腺皮质增生（congenial adrenal hyperplasia，CAH）

一种常染色体隐性遗传病，是由于皮质醇生物合成过程中有酶的缺陷，以

21-羟化酶缺陷最常见，可引起 17α-羟孕酮和雄激素水平增高，对 ACTH 兴奋试验反应亢进。

（三）库欣综合征

由各种原因导致肾上腺皮质功能亢进，促使皮质醇及其中间产物雄激素过量分泌所致。实验室检查发现血浆皮质醇正常的昼夜节律消失，尿游离皮质醇增高，过夜小剂量地塞米松抑制实验是筛选本病的简单方法。

（四）甲状腺功能异常

临床上也可有月经失调或闭经，可检测血清 TSH 鉴别。

【治疗】

PCOS 的治疗应基于病人的病变特征和要求综合考虑。

（一）调整生活方式

主要指控制体重和增加体育锻炼。调整饮食和适当锻炼对 PCOS 治疗作用机制尚不清楚，但其有利于改善促排卵治疗结局，体重减轻 5%~10%，有一定的临床意义。

（二）调整月经周期

可采用口服避孕药和孕激素后半周期疗法，有助于调整月经周期、纠正高雄激素血症，改善高雄激素的临床表现。其周期性撤退性出血可改善子宫内膜状态，预防子宫内膜癌的发生。

1. 口服避孕药作用及注意点

需应用孕激素为主的口服避孕药，其中孕激素可以限制雌激素的促内膜生长作用，同时很好地控制周期，尤其适用于有避孕需求的生育期病人。应注意口服避孕药的潜在风险，不宜用于有血栓性疾病、心脑血管疾病高危因素及 40 岁以上吸烟的女性，用药期间应监测血糖、血脂变化。青春期女孩应用口服避孕药前，应做好充分的知情同意。

2. 孕激素后半周期疗法

适用于无严重高雄症状和代谢紊乱的病人。于月经周期后半期（月经第 16~25 日）口服地屈孕酮片 10 mg/d，每日 2 次，共 10 日，或微粒化孕酮 200~300 mg/d，5~7 日，或醋酸甲羟孕酮 10 mg/d，连用 10 日，或肌注黄体酮 20 mg/d，共 5 日。

（三）多毛、痤疮及高雄激素治疗

可采用短效口服避孕药，首选复方醋酸环丙孕酮。其含有醋酸环丙孕酮（CPA）2 mg 和炔雌醇（EE）35 μg。炔雌醇可以升高 SHBG，以降低游离睾酮水平；醋酸环丙孕酮可抑制裂解酶活性，减少雄激素合成，并在靶器官与雄激素竞争结合受体，阻断雄激素的外周作用；通过抑制下丘脑-垂体 LH 分泌而抑制卵泡膜细胞高雄激素生成。痤疮治疗需用药 3 个月，多毛治疗需用药 6 个月，但停药后高雄激素症状将恢复。

（四）胰岛素抵抗的治疗

适用于肥胖或有胰岛素抵抗的病人，可采用二甲双胍治疗。二甲双胍可增强周围组织对葡萄糖的摄入、抑制肝糖产生并在受体后水平增强胰岛素敏感性、减少餐后胰岛素分泌，改善胰岛素抵抗。用法：初起可 250 毫克/次，每日 2 次或 3 次，2~3 周后可根据病情调整用量至 500 毫克/次，3~6 个月复诊，了解月经和排卵恢复情况，有无不良反应，复查血胰岛素。二甲双胍最常见的是胃肠道反应，餐中用药可减轻反应。严重的副作用是可能发生肾功能损害和乳酸性酸中毒，需定期复查肾功能。

（五）促排卵治疗

适用于有生育要求的病人。

1. 氯米芬（clomiphene citrate，CC）

CC 有弱的抗雌激素作用，可与下丘脑和垂体的内源性雌激素受体相竞争，解除对垂体分泌促性腺激素的抑制，促进 FSH 和 LH 的分泌，从而诱发排卵。CC 也能影响宫颈黏液，使精子不易生存与穿透；影响输卵管蠕动及子宫内膜发育，不利于胚胎着床。应用 CC 时，也可于近排卵期适量加用戊酸雌二醇等天然雌激素，以减少其抗雌激素作用对子宫内膜及宫颈黏液的不良影响。用法：自然或人工诱发月经周期的第 5 日起，50~150 mg/d（可根据病人体重及以往治疗反应决定），共 5 日。

2. 来曲唑（letrozole，LE）

为芳香化酶抑制剂，原用于治疗雌激素依赖性疾病，20 世纪末应用于促排卵治疗。其阻断雌激素产生，可解除雌激素对下丘脑-垂体-性腺轴的负反馈抑制，使内源性促性腺激素分泌增多，刺激卵泡发育。在卵巢内部，LE 阻断雄激素向雌激素转化，导致雄激素在卵泡内积聚，从而增强 FSH 受体的表达，扩大 FSH 效应，并促使卵泡发育。同时，卵泡内雄激素蓄积可刺激胰岛素样生长因子 1（IGF-1）及其他自分泌和旁分泌因子的表达增多，在外周水平通过 IGF-1 系统提高卵巢对激素的反应性。已有大量研究证实 LE 与 CC 有相同或更好的促排卵效果及临床妊娠结局。常用剂量 2.5 mg，月经第三日起，连续 5 天。因来曲唑药物适应证上尚无用于促排卵治疗，故临床使用应慎重，应做好充分的知情同意。

3. 促性腺激素

FSH 或尿促性素（human menopausal gonadotropin，hMG），通常于自然月经来潮或黄体酮撤退出血第 5 日，每日肌注 75 U，根据超声监测卵泡发育情况增减用量，优势卵泡直径达 18 mm 时，肌注 hCG 5000 U~10000 U，以诱发排卵。若有 3 个卵泡同时发育，应停用 hCG，以避免卵巢过度刺激综合征发生。hMG 也可与 CC、LE 联合应用。

（六）腹腔镜下卵巢打孔术

主要适用于 BMI≤34 kg/m², LH>10 mU/ mL，游离睾酮高者以及 CC 和常规促排卵治疗无效的病人。可能的作用机制：降低雄激素水平、恢复排卵。

（七）体外受精-胚胎移植（IVF-ET）

难治性 PCOS 病人，可采用 IVF-ET 方法助孕。

第三章 女性生殖系统炎症

生殖系统炎症是妇女常见疾病，包括下生殖道的外阴炎、阴道炎、宫颈炎症和上生殖道的盆腔炎性疾病。后者又包括上生殖道的子宫内膜炎、输卵管炎、输卵管卵巢炎、盆腔腹膜炎及盆腔结缔组织炎。此外，还有生殖器结核。炎症可局限于一个部位或多个部位同时受累；病情可轻可重，轻者无症状，重者引起败血症甚至感染性休克、死亡。引起炎症的病原体包括多种微生物如细菌、病毒、真菌及原虫等。一些性传播疾病也可表现为生殖系统炎症。女性生殖系统炎症不仅危害病人，还可危害胎儿、新生儿。因此，对生殖系统炎症应积极防治。

女性生殖道的解剖特点（两侧大阴唇自然合拢、阴道前后壁紧贴、宫颈内口紧闭）、生理生化特点（宫颈管分泌大量富含乳铁蛋白及溶菌酶的黏液栓、子宫内膜周期性剥脱）及局部免疫系统（宫颈和子宫黏膜聚集有大量淋巴细胞，如 T 细胞、B 细胞等免疫细胞及其分泌的细胞因子）具有比较完善的自然防御功能，在健康妇女外阴、阴道内虽有某些病原体存在，但并不引起生殖系统炎症。当自然防御功能遭到破坏，内源性菌群发生变化或外源性致病菌侵入，均可导致炎症发生。

第一节 外阴及阴道炎症

外阴及阴道炎症是妇科最常见疾病，各年龄组均可发病。外阴阴道与尿道、肛门毗邻，局部潮湿，易受污染；生育年龄妇女性活动较频繁，且外阴阴道是分娩、宫腔操作的必经之道，容易受到损伤及外界病原体的感染；绝经后妇女及婴幼儿雌激素水平低，局部抵抗力下降，也易发生感染。外阴及阴道炎症可单独存在，也可两者同时存在。

（1）阴道正常微生物群：正常阴道内有微生物寄居，形成阴道正常微生物群，包括以下 4 类。①革兰阳性需氧菌及兼性厌氧菌：乳杆菌、棒状杆菌、非溶血性链球菌、肠球菌及表皮葡萄球菌等；②革兰阴性需氧菌及兼性厌氧菌：加德纳菌（此菌革兰染色变异，有时呈革兰阳性）、大肠埃希菌及摩根菌等；③专性厌氧菌：消化球菌、消化链球菌、类杆菌、动弯杆菌、梭杆菌及普雷沃菌等；④支原体及假丝酵母菌。正常妇女阴道内可分离出 20 余种微生物，平均每个妇女可分离出 6~8 种微生物，其中以细菌为主。

（2）阴道生态系统及影响阴道生态平衡的因素：虽然正常阴道内有多种微生物存在，但由于阴道与这些微生物之间形成生态平衡并不致病。在维持阴道生态平衡中，乳杆菌、阴道 pH 及雌激素起重要作用。生理情况下，雌激素使阴道上皮增生变厚并增加细胞内糖原含量，阴道上皮细胞分解糖原为单糖，阴道乳杆菌将单糖转化为乳酸，维持阴道正常的酸性环境（pH $\leqslant$ 4.5，多在 3.8~4.4），抑制其他病原体生长，称为阴道自净作用。正常阴道菌群中，以产生过氧化氢（H_2O_2）的乳杆菌为优势菌，乳杆菌除维持阴道的酸性环境外，其产生的 H_2O_2 及其他抗微生物因子可抑制或杀灭其他细菌，同时通过竞争排斥机制阻止致病微生物黏附于阴道上皮细胞，维持阴道微生态平衡。体内雌激素下降或阴道 pH 升高，如频繁性交（性交后阴道 pH 可上升至 7.2，并维持 6~8 小时）、阴道灌洗等，均不利于乳杆菌生长；此外，长期应用广谱抗生素抑制乳杆菌生长，或机体免疫力低下，阴道微生态平衡破坏，均可使其他致病病原体成为优势菌，引起炎症。

一、非特异性外阴炎

非特异性外阴炎是由物理、化学因素而非病原体所致的外阴皮肤或黏膜的炎症。

【病因】

外阴与尿道、肛门邻近，经常受到经血、阴道分泌物、尿液、粪便的刺激，若不注意皮肤清洁易引起外阴炎；其次，糖尿病病人糖尿的刺激、粪瘘病人粪便的刺激以及尿瘘病人尿液的长期浸渍等；此外，穿紧身化纤内裤导致局部通透性差，局部潮湿以及经期使用卫生巾的刺激，均可引起非特异性外阴炎。

【临床表现】

外阴皮肤瘙痒、疼痛、烧灼感，于活动、性交、排尿及排便时加重。检查见局部充血、肿胀、糜烂，常有抓痕，严重者形成溃疡或湿疹。慢性炎症可使皮肤增厚、粗糙、皲裂，甚至苔藓样变。

【治疗】

（一）局部治疗

可用0.1%聚维酮碘或1∶5000高锰酸钾溶液坐浴，也可选用其他具有抗菌消炎作用的药物外用。坐浴后涂抗生素软膏或紫草油。此外，可选用中药煎水熏洗外阴部，每日1~2次。急性期还可选用红外线等局部物理治疗。

（二）病因治疗

积极寻找病因，若发现糖尿病应及时治疗糖尿病，若有尿瘘、粪瘘应及时行修补术。

二、前庭大腺炎

前庭大腺炎是指病原体侵入前庭大腺而引起的炎症。

【病因及病原体】

因前庭大腺位于两侧大阴唇下 1/3 深部，腺管开口于处女膜与小阴唇之间，病原体容易侵入而引起炎症。此病以育龄妇女多见，幼女及绝经后妇女少见。主要病原体为内源性病原体（如葡萄球菌、大肠埃希菌、链球菌、肠球菌）及性传播疾病的病原体（如淋病奈瑟球菌及沙眼衣原体）。急性炎症发作时，病原体首先侵犯腺管，腺管呈急性化脓性炎症，腺管开口往往因肿胀或渗出物凝聚而阻塞，脓液不能外流、积存而形成脓肿，称前庭大腺脓肿。

【临床表现】

炎症多为一侧。局部肿胀、疼痛、灼热感，行走不便，有时会致大小便困难。检查见局部皮肤红肿、发热、压痛明显。当脓肿形成时，可触及波动感，严重者直径可达 5~6 cm，也可自行破溃，有脓液流出，病人可出现发热以及腹股沟淋巴结胀痛等全身症状。

【治疗】

急性期需卧床休息，局部保持清洁。可取前庭大腺开口处分泌物做细菌培养，根据病原体选用敏感抗生素。在获得培养结果之前，可选择广谱抗生素。此外，可选用清热、解毒中药局部热敷或坐浴。脓肿形成者可切开引流并做造口术，并放置引流条，尽量避免切口闭合后反复感染或形成囊肿。

三、前庭大腺囊肿

前庭大腺囊肿系因各种原因（慢性炎症、先天性腺管狭窄、损伤等）导致前庭大腺管开口部阻塞，分泌物积聚于腺腔而形成。

【临床表现】

前庭大腺囊肿大小不等，多由小逐渐增大，有些可持续数年不变。若囊肿小且无感染，病人可无自觉症状，往往于妇科检查时方被发现；若囊肿大，病人可感到外阴有坠胀感或有性交不适。检查见囊肿多为单侧，也可为双侧，囊肿多呈椭圆形。囊肿可继发感染形成脓肿而反复发作。

【治疗】

行前庭大腺囊肿造口术。

四、滴虫阴道炎

滴虫阴道炎是由阴道毛滴虫引起，多以泡沫状黄白色稀薄液体为特征的阴道炎症。

【病原体及致病特点】

阴道毛滴虫是常见的性传播疾病病原体，其适宜在温度 25~40 ℃、pH 5.2~6.6 的潮湿环境中生长，在 pH 5 以下或 7.5 以上的环境中则不生长。月经前、后阴道 pH 发生变化，月经后接近中性，隐藏在腺体及阴道皱襞中的滴虫得以繁殖，引起炎症发作。滴虫能消耗、吞噬阴道上皮细胞内的糖原，并可吞噬乳杆菌，阻碍乳酸生成，使阴道 pH 升高。滴虫阴道炎病人的阴道 pH 5~6.5。滴虫不仅寄生于阴道，还常侵入尿道或尿道旁腺以及男方的包皮皱褶、尿道或前列腺中。滴虫能消耗氧，使阴道成为厌氧环境，易致厌氧菌繁殖。

【传播方式】

①经性交直接传播：是主要的传播方式。与女性病人有一次非保护性交后，

约70%男性发生感染，通过性交男性传染给女性的概率可能更高。由于男性感染滴虫后常无症状，易成为感染源。②间接传播：经公共浴池、浴盆、浴巾、游泳池、坐式便器、衣物、污染的器械及敷料等传播。

【临床表现】

潜伏期为4~28日。10%~50%病人无症状。主要症状是阴道分泌物增多及外阴瘙痒，间或有灼热、疼痛、性交痛等。若尿道有感染，可有尿频、尿痛，有时可见血尿。阴道毛滴虫能吞噬精子，并能阻碍乳酸生成，影响精子在阴道内存活，可致不孕。检查见阴道黏膜充血，严重者有散在出血斑点，甚至宫颈有出血点，形成"草莓样"宫颈，后穹隆有多量分泌物，呈灰黄色、黄白色稀薄液体或黄绿色脓性分泌物，常呈泡沫状、有臭味。分泌物呈脓性是因分泌物中含有白细胞，若合并其他感染则呈黄绿色；呈泡沫状有臭味是因滴虫无氧酵解碳水化合物，产生腐臭气体。带虫者阴道黏膜无异常改变。

【诊断】

对有阴道炎症状和体征的病人，阴道分泌物中找到滴虫即可确诊。临床常用的是0.9%氯化钠溶液悬滴法，显微镜下见到呈波状运动的滴虫及增多的白细胞被推移，敏感性60%~70%。对可疑病人，多次悬滴法未能发现滴虫时，可送培养，准确性达98%左右。取分泌物前24~48小时避免性交、阴道灌洗或局部用药，取分泌物时窥器不涂润滑剂，分泌物取出后应及时送检并注意保暖，否则滴虫活动力减弱，造成辨认困难。

【治疗】

因滴虫阴道炎可同时有尿道、尿道旁腺、前庭大腺滴虫感染，欲治愈此病，需全身用药。主要治疗药物为抗滴虫药物甲硝唑及替硝唑。

（一）全身用药

推荐方案：甲硝唑 2 g，单次口服；或替硝唑 2 g，单次口服。甲硝唑的治愈率为 90%～95%，替硝唑治愈率为 86%～100%。替代方案：甲硝唑 400 mg，每日 2 次，连服 7 日。

（二）性伴侣的治疗

对目前性伴侣及症状出现前 4 周内的性伴侣均应进行治疗，并告知病人及性伴侣治愈前应避免无保护性交。

（三）随访

应对症状持续存在或症状复发的病人进行随访及病原体检测。由于滴虫阴道炎病人再感染率很高，可考虑对患有滴虫阴道炎的性活跃女性，在初次感染治疗后 3 个月重新进行筛查。

（四）治疗失败的处理

对初次治疗失败且排除再次感染者，增加甲硝唑剂量及疗程仍有效。若初次治疗失败，可重复应用甲硝唑 400 mg，每日 2 次，连服 7 日；若再次治疗失败，给予甲硝唑或替硝唑 2g，每日 1 次，连服 5 日，建议同时进行耐药性监测。

五、外阴阴道假丝酵母菌病

外阴阴道假丝酵母菌病（vulvo vaginal candidiasis，VVC）是由假丝酵母菌引起，以白色稠厚分泌物为特征的一种常见外阴阴道炎，曾称外阴阴道念珠菌病。

【病原体及诱发因素】

80%～90% 病原体为白假丝酵母菌，10%～20% 为光滑假丝酵母菌、近平滑假丝酵母菌、热带假丝酵母菌等。酸性环境适宜假丝酵母菌的生长，有假丝酵母菌感染的阴道 pH 多在 4.0～4.7，通常<4.5。白假丝酵母菌为双相菌，有酵母相及

菌丝相，酵母相为芽生孢子，在无症状寄居及传播中起作用；菌丝相为芽生孢子伸长成假菌丝，侵袭组织能力加强。假丝酵母菌对热的抵抗力不强，加热至60 ℃ 1 小时即死亡；但对干燥、日光、紫外线及化学制剂等抵抗力较强。

白假丝酵母菌为条件致病菌，10%～20%非孕妇女及 30%～40%孕妇阴道中有此菌寄生，但菌量极少，呈酵母相，并不引起症状。只有在全身及阴道局部免疫能力下降，尤其是局部细胞免疫能力下降，假丝酵母菌大量繁殖，并转变为菌丝状态，而出现阴道炎症状。常见发病诱因主要有妊娠、糖尿病、大量应用免疫抑制剂、广谱抗生素及接受大量雌激素治疗。妊娠及糖尿病时，机体免疫力下降，阴道组织内糖原增加、酸度增高，有利于假丝酵母菌生长。大量应用免疫抑制剂如类固醇皮质激素或免疫缺陷综合征，机体抵抗力降低。长期应用抗生素，抑制乳杆菌生长，有利于假丝酵母菌繁殖。其他诱因有胃肠道假丝酵母菌、含高剂量雌激素的避孕药、穿紧身化纤内裤及肥胖，后者可使会阴局部温度及湿度增加，假丝酵母菌易于繁殖引起感染。

【传染途径】

（1）主要为内源性传染，假丝酵母菌除寄生阴道外，也可寄生于人的口腔、肠道，这 3 个部位的假丝酵母菌可互相传染，一旦条件适宜可引起感染。

（2）少部分病人可通过性交直接传染。

（3）极少病人可能通过接触感染的衣物间接传染。

【临床表现】

主要表现为外阴瘙痒、灼痛，性交痛以及尿痛，部分病人阴道分泌物增多。外阴瘙痒程度居各种阴道炎症之首，严重时坐卧不宁，异常痛苦。尿痛的特点是排尿时尿液刺激水肿的外阴及前庭导致的疼痛。阴道分泌物由脱落上皮细胞和菌丝体、酵母菌和假菌丝组成，其特征是白色稠厚呈凝乳或豆腐渣样。妇科检查可见外阴潮红、水肿，常伴有抓痕，严重者可见皮肤皲裂、表皮脱落；小阴唇内侧及阴道黏膜上附有白色块状物，阴道黏膜充血、水肿，擦除后露出红肿黏膜面，少部分病人急性期可能见到糜烂及浅表溃疡。

根据其发生频率、临床表现、真菌种类、宿主情况，VVC 可分为单纯性 VVC 及复杂性 VVC 两大类。其中 10%～20% 为复杂性 VVC。VVC 的临床表现按 VVC 评分标准划分为轻、中、重度。评分≥7 分为重度 VVC，而<7 分为轻、中度 VVC。

【诊断】

对有阴道炎症状或体征的妇女，若在阴道分泌物中找到假丝酵母菌的芽孢或菌丝即可确诊，可用 10%KOH 湿片法或革兰染色涂片法显微镜下检查分泌物中的芽孢和假菌丝。若有症状而多次镜检为阴性或为顽固病例，为确诊是否为非白假丝酵母菌感染，可采用培养法，同时行药物敏感试验。pH 测定具有重要鉴别意义，若 pH<4.5，可能为单纯假丝酵母菌感染，若 pH>4.5，可能存在混合感染，尤其是合并细菌性阴道病的混合感染。

【治疗】

消除诱因，选择局部或全身应用抗真菌药物，根据病人的临床分类，决定疗程长短。

（一）消除诱因

若有糖尿病应给予积极治疗，及时停用广谱抗生素、雌激素及类固醇皮质激素。勤换内裤，用过的内裤、盆及毛巾均应用开水烫洗。

（二）单纯性 VVC

可局部或全身应用抗真菌药物。唑类药物的疗效高于制霉菌素，治愈率 80%

~90%。

1. 局部用药

局部用药可选择下列药物放于阴道内。①咪康唑栓剂：每晚 1 粒（200 mg），连用 7 日；或每晚 1 粒（400 mg），连用 3 日；或 1 粒（1200 mg），单次用药。②克霉唑栓剂：每晚 1 粒（100 mg），塞入阴道深部，连用 7 日；或 1 粒（500 mg），单次用药。③制霉菌素栓剂：每晚 1 粒（10 万 U），连用 14 日。

2. 全身用药

对不能耐受局部用药者、未婚妇女及不愿采用局部用药者可选用口服药物，常用药物为氟康唑 150 mg，顿服。

（三）复杂性 VVC

1. 复发性外阴阴道假丝酵母菌病（RVVC）

一年内有症状的 VVC 发作 4 次或以上称为 RVVC，发生率约 5%。多数病人复发机制不明。抗真菌药物治疗前要积极寻找并去除诱因，同时进行真菌培养及药物敏感试验，根据结果选择抗真菌治疗。抗真菌治疗分为强化治疗及巩固治疗。在强化治疗达到真菌学阴性后，给予巩固治疗至半年。

强化治疗具体方案：若阴道用药可选咪康唑栓或软胶囊 400 mg，每晚 1 次，共 6 日；或咪康唑栓 1200 mg，第 1、4、7 日应用；或克霉唑栓或片 500 mg，第 1、4、7 日应用；若口服用药可选氟康唑 150 mg，顿服，第 1、4、7 日应用。

巩固治疗方案：目前国内、外没有较为成熟的方案，建议对每月规律性发作者，可在每次发作前预防用药 1 次，连续 6 个月。对无规律发作者，可采用每周用药 1 次，如氟康唑 150 mg，每周 1 次，连续 6 个月。对于长期应用抗真菌药物者，应检测肝、肾功能。治疗期间定期复查监测疗效及药物副作用，一旦发现副作用，立即停药。

2. 严重 VVC

无论局部用药还是口服用药均应延长治疗时间。若为局部用药，选择 7~14 日长疗程方案；若为口服用药，选择氟康唑 150 mg，72 小时加服 1 次。症状严重者，外阴局部应用低浓度糖皮质激素软膏或唑类霜剂。

（四）性伴侣治疗

性伴侣无需常规治疗，约 15% 男性与女性病人接触后患有龟头炎，对有症状男性应进行相关检查及治疗。RVVC 病人的性伴侣应同时检查，必要时给予治疗。

（五）随诊

若症状持续存在或诊断后 2 个月内复发者，需复诊。对 RVVC 在治疗结束后 7~14 日、1 个月、3 个月和 6 个月各随访 1 次，3 个月及 6 个月时建议同时进行真菌培养。

六、细菌性阴道病

细菌性阴道病（bacterial vaginosis，BV）是阴道内正常菌群失调所致的一种混合感染。在不同年代由于对其病原体的认识不同曾被命名为非特异性阴道炎（1894）、嗜血杆菌阴道炎（1955）、棒状杆菌阴道炎（1963）、加德纳菌阴道炎（1980），1984 年在瑞典召开的专题会上命名为细菌性阴道病，称细菌性是因阴道内有大量不同的细菌，称阴道病是因为临床及病理特征无炎症改变。

【病因及病理生理机制】

正常阴道内以产生过氧化氢的乳杆菌占优势。BV 时，阴道内产生 H_2O_2 的乳杆菌减少而其他微生物大量繁殖，主要有加德纳菌、厌氧菌（动弯杆菌、普雷沃菌、紫单胞菌、类杆菌、阴道阿托波菌等）以及人型支原体，其中以厌氧菌居多，这些微生物的数量可增加 100~1000 倍。随着这些微生物的繁殖，其代谢产物使阴道分泌物的生化成分发生相应改变，pH 升高，胺类物质（尸胺、腐胺、三甲胺）、有机酸以及一些酶类（唾液酸酶、黏多糖酶等）增加。胺类物质可使阴道分泌物增多并有臭味。酶和有机酸可破坏宿主的防御机制，如溶解宫颈黏液，促进微生物进入上生殖道，引起炎症。但微生物群发生改变的机制目前仍不清楚，可能与多个性伴侣、频繁性交或阴道灌洗使阴道碱化有关。碱性环境不利于乳杆菌的黏附和生长，而利于加德纳菌等厌氧菌的生长，从而引发 BV。

【临床表现】

多发生在性活跃期妇女。10%~40%病人无临床症状，有症状者主要表现为阴道分泌物增多，有鱼腥臭味，性交后加重，可伴有轻度外阴瘙痒或烧灼感。分泌物呈灰白色，均匀一致，稀薄，常黏附于阴道壁，但黏度很低，容易将分泌物从阴道壁拭去，阴道黏膜无充血的炎症表现。

【诊断】

目前有两种诊断标准，Amsel 临床诊断标准以及革兰染色 Nugent 评分诊断标准，前者临床应用较多，后者多用于研究及有条件的单位 BV 的 Amsel 临床诊断标准，下列 4 项中有 3 项阳性即可临床诊断 BV。

（1）匀质、稀薄、白色的阴道分泌物。

（2）阴道 pH>4.5。

（3）胺臭味试验（whifftest）阳性。取阴道分泌物少许放在玻片上，加入 10%氢氧化钾 1~2 滴，产生一种烂鱼肉样腥臭气味，这是由于胺遇碱释放氨所致。

（4）线索细胞阳性。取少许分泌物放在玻片上，加一滴 0.9%氯化钠溶液混合，高倍显微镜下寻找线索细胞。线索细胞即阴道脱落的表层细胞，于细胞边缘贴附颗粒状物即各种厌氧菌，尤其是加德纳菌，细胞边缘不清。

BV 为阴道正常菌群失调，细菌定性培养在诊断中意义不大。目前研究显示厌氧菌代谢产物的检测可用于 BV 的辅助诊断，但尚未得到公认。本病应与其他阴道炎相鉴别。

【治疗】

有症状者均需治疗，无症状者一般不需治疗。但因 BV 可能导致子宫内膜炎、盆腔炎性疾病及子宫切除后断端感染，对无症状但需进行宫腔手术操作的病人均需治疗。BV 的治疗选用抗厌氧菌药物，主要有甲硝唑、克林霉素。局部用药与口服用药疗效相似，治愈率 80% 左右。

（一）具体方案

推荐方案：甲硝唑 400 mg，口服，每日 2 次，连服 7 日；或甲硝唑阴道栓（片）200 mg，每晚 1 次，连用 5~7 日；或 2% 克林霉素软膏阴道涂布，每次 5g，每晚 1 次，连用 7 日。替代方案：替硝唑 2g，口服，每日 1 次，连服 3 日；或替硝唑 1g，口服，每日 1 次，连服 5 日；或克林霉素 300 mg，口服，每日 2 次，连服 7 日。

（二）性伴侣的治疗

本病虽与多个性伴侣有关，但对性伴侣给予治疗并未改善治疗效果及降低其复发，因此，性伴侣不需常规治疗。

（三）随访

治疗后若症状消失，无需随访。对症状持续存在或症状反复出现者，需接受随访。

七、萎缩性阴道炎

萎缩性阴道炎是因体内雌激素水平降低，阴道黏膜萎缩，乳杆菌不再为优势菌，其他病原体过度繁殖或入侵而引起的阴道炎症。

【病因】

萎缩性阴道炎常见于自然绝经或人工绝经后妇女，也可见于产后闭经或药物假绝经治疗的妇女。常见病原体为需氧菌、厌氧菌或两者的混合感染。

【临床表现】

主要症状为阴道分泌物增多及外阴灼热感、外阴不适、外阴瘙痒，可伴有性交痛。阴道分泌物稀薄，呈淡黄色，严重者呈脓血性。检查见阴道呈萎缩性改变，上皮皱襞消失，变平，萎缩，菲薄。阴道黏膜充血，有小出血点，有时见浅表溃疡。溃疡面可与对侧粘连，严重时造成狭窄甚至闭锁，炎症分泌物引流不畅可形成阴道积脓或宫腔积脓。

【诊断】

根据病史及临床表现，诊断一般不难，但应排除其他疾病才能诊断。应取阴道分泌物检查，显微镜下见大量基底层细胞及白细胞而无滴虫及假丝酵母菌。对有血性白带者，应与子宫恶性肿瘤鉴别，需常规作宫颈刮片，必要时行分段诊刮术。对阴道壁肉芽组织及溃疡需与阴道癌相鉴别，可行局部活组织检查。

【治疗】

治疗原则为补充雌激素增加阴道抵抗力，抗生素抑制细菌生长。

（一）增加阴道抵抗力

针对病因，补充雌激素制剂是治疗萎缩性阴道炎的主要方法。可局部给药，也可全身给药。可用雌三醇软膏局部涂抹；或选用以阴道局部黏膜作用为主，较少全身吸收的雌激素制剂如普罗雌烯；或兼有广谱抗菌作用和局部雌激素样作用的复合制剂如氯喹那多普罗雌烯阴道片。为防止阴道炎复发，亦可全身用药，对同时需要性激素替代治疗的病人，可给予替勃龙 2.5 mg，每日 1 次，也可选用其他雌、孕激素制剂连续联合用药。

（二）抑制细菌生长

阴道局部应用抗生素抑制细菌生长。对阴道局部干涩明显者，可应用润滑剂。

八、婴幼儿外阴阴道炎

婴幼儿阴道炎常见于 5 岁以下幼女，多与外阴炎并存。

【病因及病原体】

由于婴幼儿的解剖特点（幼女外阴发育差，不能遮盖尿道口及阴道前庭）、生理特点（新生儿出生 2~3 周后体内雌激素水平逐渐降低，阴道内 pH 上升）及不良卫生习惯（外阴不洁、大便污染、外阴损伤或蛲虫感染）等，容易发生炎症。常见病原体有大肠埃希菌、葡萄球菌及链球菌等。此外，淋病奈瑟球菌、滴虫、白假丝酵母菌也为常见病原体。病原体常通过患病母亲或保育员的手、衣物、毛巾、浴盆等间接传播。

【临床表现】

主要症状为阴道分泌物增多，呈脓性。临床上多由母亲发现婴幼儿内裤上有脓性分泌物而就诊。部分患儿有泌尿系统感染症状。若有小阴唇粘连，可出现尿流变细或分流。检查可见外阴及阴道口黏膜充血、水肿，有脓性分泌物自阴道口流出。病变严重者，外阴表面可见溃疡，小阴唇可发生粘连，遮盖阴道口或尿道口，有时将其误诊为生殖器畸形。在检查时还应做肛诊排除阴道异物及肿瘤。

【诊断】

婴幼儿语言表达能力差，采集病史常需详细询问女孩母亲，同时询问母亲有无阴道炎病史，结合症状及查体所见，通常可做出初步诊断。用细棉拭子或吸管取阴道分泌物做病原学检查，以明确病原体，必要时行细菌培养。

【治疗】

治疗原则。①保持外阴清洁、干燥，减少摩擦；②针对病原体选择相应抗生素治疗；③其他相应处理：有蛲虫者，给予驱蛲治疗；有阴道异物者及时取出异物；对小阴唇粘连者，外涂雌激素软膏后多可松解。

第二节 宫颈炎症

宫颈炎症是妇科常见疾病之一。正常情况下，宫颈具有黏膜免疫、体液免疫及细胞免疫等多种防御功能，是阻止病原体进入上生殖道的重要防线。多种因素如阴道炎症、性交、宫腔操作等均容易诱发宫颈炎症。宫颈炎症包括宫颈阴道部炎症及宫颈管黏膜炎症。由于宫颈阴道部鳞状上皮与阴道鳞状上皮相延续，各种引起阴道炎症的病原体如阴道毛滴虫、真菌等，均可引起宫颈阴道部炎症，其诊断与治疗与阴道炎症相同。由于宫颈管黏膜为单层柱状上皮，抗感染能力差，易发生感染。临床多见的宫颈炎症是急性宫颈管黏膜炎症。若急性宫颈管黏膜炎症未经及时诊治或病原体持续存在，可导致慢性宫颈炎症或病原体上行导致上生殖道感染。本节主要介绍宫颈管黏膜炎症。

一、急性宫颈炎症

急性宫颈管黏膜炎症指宫颈局部充血、水肿，上皮变性、坏死，黏膜、黏膜下组织、腺体周围见大量中性粒细胞浸润，腺腔中可有脓性分泌物。急性宫颈管黏膜炎症以柱状上皮感染为主，包括宫颈管内的柱状上皮以及外移到或外翻到宫颈阴道部的柱状上皮。

【病因及病原体】

急性宫颈管黏膜炎症的病原体包括以下几种。①性传播疾病病原体：淋病奈瑟球菌、沙眼衣原体、单纯疱疹病毒、巨细胞病毒和生殖支原体，主要见于 STD 的高危人群；②内源性病原体：包括需氧菌、厌氧菌，尤其是引起 BV 的病原体。部分病人的病原体不清楚。沙眼衣原体及淋病奈瑟球菌均感染宫颈管柱状上皮，沿黏膜面扩散引起浅层感染，病变以宫颈管明显。除宫颈管柱状上皮外，淋病奈瑟球菌还常侵袭尿道移行上皮、尿道旁腺及前庭大腺。

【临床表现】

大部分病人无症状。有症状者主要表现为阴道分泌物增多，呈黏液脓性，以及经间期出血、性交后出血等。妇科检查见宫颈充血、水肿、黏膜外翻，有黏液脓性分泌物附着甚至从宫颈管流出。子宫颈管黏膜或者外移的柱状上皮质脆，容易诱发接触性出血。

【诊断】

出现两个特征性体征之一，显微镜检查宫颈或阴道分泌物白细胞增多，可做出急性宫颈炎症的初步诊断。宫颈炎症诊断后，需进一步做沙眼衣原体及淋病奈瑟球菌的检测。

（一）两个特征性体征，具备一个或两个同时具备

（1）子宫颈管或宫颈管棉拭子标本上，肉眼见到脓性或黏液脓性分泌物。

（2）用棉拭子擦拭宫颈管口的黏膜时，由于黏膜质脆，容易诱发出血。

（二）白细胞检测

可检测宫颈管分泌物或阴道分泌物中的白细胞，后者需排除引起白细胞增高的阴道炎症。

（1）宫颈管脓性分泌物涂片作革兰染色，中性粒细胞>30/高倍视野。

（2）阴道分泌物湿片检查白细胞>10/高倍视野。

（三）病原体检测

应做沙眼衣原体及淋病奈瑟球菌的检测，以及有无 BV 及滴虫阴道炎的检测。

由于宫颈炎症也可以是上生殖道感染的一个征象，因此，对宫颈炎症病人应注意有无上生殖道感染。

【治疗】

主要为抗生素药物治疗。可根据不同情况采用经验性抗生素治疗及针对病原体的抗生素治疗。

（一）经验性抗生素治疗

对有 STD 高危因素的病人（如年龄小于 25 岁，多性伴或新性伴，并且为无保护性性交），在获得病原体检测结果前，采用针对沙眼衣原体的经验性抗生素治疗。阿奇霉素 1g 单次口服；或多西环素 100 mg，每日 2 次，连服 7 日。

对低龄和易患淋病者，应使用针对淋病奈瑟球菌的抗生素。由于淋病奈瑟球菌感染常伴有衣原体感染，因此，若为淋菌性宫颈炎症，治疗时除选用抗淋病奈瑟球菌药物外，同时应用抗衣原体感染药物。

（二）针对病原体选用抗生素治疗

对淋病奈瑟球菌所致的单纯宫颈炎症可应用头孢曲松、头孢噻肟或大观霉素治疗；对沙眼衣原体所致的宫颈炎症可应用多西环素或阿奇霉素或米诺环素、四环素、克拉霉素或氧氟沙星、左氧氟沙星、莫西沙星。

（三）合并 BV 者

对于合并 BV 者，同时治疗 BV，否则将导致宫颈炎症持续存在。

（四）性伴侣的处理

若宫颈炎症病人的病原体为沙眼衣原体及淋病奈瑟球菌，应对其性伴侣进行相应的检查及治疗。

二、慢性宫颈炎症

慢性宫颈炎症，指宫颈间质内有大量淋巴细胞、浆细胞等慢性炎细胞浸润，可伴有宫颈腺上皮及间质的增生和鳞状上皮化生。慢性宫颈炎症可由急性宫颈炎症迁延而来，也可为病原体持续感染所致，病原体与急性宫颈炎症相似。

【病理】

（一）慢性宫颈管黏膜炎

包括宫颈管内柱状上皮以及外移至宫颈阴道部的柱状上皮的慢性炎症，由于宫颈管黏膜皱襞较多，柱状上皮抗感染能力差，感染后容易形成持续性宫颈黏膜炎症，表现为宫颈黏液及脓性分泌物，反复发作。

（二）宫颈息肉

宫颈息肉是宫颈管腺体和间质的局限性增生，突出于宫颈外口形成息肉。宫颈息肉的形成原因不清，部分病人可能与炎症刺激有关。光镜下见息肉表面被覆高柱状上皮，间质水肿、血管丰富以及慢性炎性细胞浸润。宫颈息肉极少恶变，但应与子宫的恶性肿瘤鉴别。

（三）宫颈肥大

慢性炎症的长期刺激导致腺体及间质增生。此外，宫颈深部的腺囊肿均可使宫颈呈不同程度肥大，硬度增加。

【临床表现】

多无症状，少数病人可有阴道分泌物增多，淡黄色或脓性，性交后出血，月经间期出血，偶有分泌物刺激引起外阴瘙痒或不适。妇科检查可发现宫颈黏膜外翻、水肿或宫颈呈糜烂样改变，少数严重者可呈颗粒状或乳头状突起，表面覆有黄色分泌物或宫颈口可见黄色分泌物流出。若为宫颈息肉，检查可为单个，也可为多个，红色，质软而脆，呈舌形，可有蒂，蒂宽窄不一，根部可附在宫颈外口，也可在宫颈管内。若为宫颈肥大，宫颈可呈不同程度肥大，但尚无具体诊断标准，更多的是经验性诊断。

【诊断及鉴别诊断】

根据临床表现可初步做出慢性宫颈炎症的诊断，但应注意将妇科检查所发现的阳性体征与宫颈的常见病理生理改变进行鉴别。

（一）宫颈柱状上皮异位和宫颈鳞状上皮内病变

除慢性宫颈炎症外，宫颈的生理性柱状上皮异位、宫颈鳞状上皮内病变（squamous intraepithelial lesion，SIL），甚至早期宫颈癌也可呈现宫颈糜烂样改变。生理性柱状上皮异位是指生育期、妊娠期妇女由于雌激素作用，宫颈管柱状上皮外移至宫颈阴道部，由于柱状上皮菲薄，其下间质透出，呈红色，肉眼看似糜烂，但并非病理学上所指的上皮脱落、溃疡的真性糜烂，在阴道镜下表现为宽大的转化区以及内侧的柱状上皮。过去，曾将此种表现称为"宫颈糜烂"，并认为是慢性宫颈炎症最常见的病理类型之一。随着阴道镜技术的发展，对宫颈转化区形成的生理、病理有了新的认识。宫颈柱状上皮异位是阴道镜下描述宫颈管内的柱状上皮生理性外移至宫颈阴道部的术语。此外，宫颈 SIL 以及早期宫颈癌也可呈现糜烂样改变。因此，既往所谓的"宫颈糜烂"作为慢性宫颈炎症的诊断术语已不再恰当。宫颈糜烂样改变只是一个临床征象，可以为生理性改变，也可以为病理改变（炎症、SIL 或早期宫颈癌）。因此对宫颈糜烂样改变者需进行炎症的相关检查以及细胞学和（或）HPV 检测，必要时行阴道镜及活组织检查以排除宫颈 SIL 或宫颈癌。

（二）宫颈腺囊肿

宫颈腺囊肿是宫颈转化区鳞状上皮取代柱状上皮过程中，新生的鳞状上皮覆盖宫颈腺管口或伸入腺管，将腺管口阻塞，导致腺体分泌物引流受阻、潴留形成的囊肿。宫颈局部损伤或宫颈慢性炎症使腺管口狭窄，也可导致宫颈腺囊肿形成。镜下见囊壁被覆单层扁平、立方或柱状上皮。检查见宫颈表面突出单个或多个青白色小囊泡，容易诊断。宫颈腺囊肿绝大多数情况下是宫颈的生理性变化，通常不需处理。但深部的宫颈腺囊肿，宫颈表面无异常，表现为宫颈肥大，应与宫颈腺癌鉴别。

（三）子宫恶性肿瘤

宫颈息肉应与宫颈的恶性肿瘤以及子宫体的恶性肿瘤相鉴别，因后两者也可呈息肉状，从宫颈口突出，鉴别方法：行宫颈息肉切除，病理组织学检查确诊。除慢性炎症外，内生型宫颈癌尤其腺癌也可引起宫颈肥大，因此对宫颈肥大者，需行宫颈细胞学检查，必要时行宫颈管搔刮术进行鉴别。

【治疗】

不同病变采用不同的治疗方法。

（一）慢性宫颈管黏膜炎

对于初次就诊表现为宫颈管黏膜炎症者，临床有时很难区分其为急性或慢性宫颈管黏膜炎症，通常需要进行性传播疾病病原体的检查；对持续或反复发作的宫颈管黏膜炎症，也应排除是否为沙眼衣原体或淋病奈瑟球菌的再次感染。对慢性宫颈管黏膜炎症，还应注意有无 BV 存在，若存在，应给予相应处理。

对表现为宫颈糜烂样改变者，若伴有接触性出血或分泌物明显增多或表面呈颗粒状或乳头状突起，而未检测到性传播疾病病原体，并排除 SIL 以及宫颈癌，可给予物理治疗，包括激光、冷冻、微波等方法。若为宫颈糜烂样改变并无炎症表现，而仅为生理性柱状上皮异位则无需处理。

（二）宫颈息肉

行息肉摘除术，并送病理组织学检查。

（三）宫颈肥大

若能排除引起宫颈肥大的其他原因，一般无需治疗。

第三节　　盆腔炎性疾病

盆腔炎性疾病（pelvic infla mmatory disease，PID）指一组女性上生殖道的感染性疾病，主要包括子宫内膜炎、输卵管炎、输卵管卵巢脓肿（tubo-ovarian abscess，TOA）、盆腔腹膜炎。炎症可局限于一个部位，也可同时累及几个部位，最常见的是输卵管炎。PID 大多发生在性活跃期、有月经的妇女，初潮前、绝经后或未婚者很少发生 PID。若 PID 未能得到及时、彻底治疗，可导致不孕、输卵管妊娠、慢性盆腔痛，炎症反复发作等 PID 的后遗症，严重影响妇女健康，增加家庭与社会经济负担。

【病原体及致病特点】

PID 的病原体分外源性及内源性病原体，两种病原体可单独存在，但通常为混合感染。不同病原体有不同的致病特点，了解这些特点可以根据经验判断致病菌，从而为治疗时选择抗生素提供帮助。

（一）外源性病原体

主要为 STD 的病原体，常见的病原体为淋病奈瑟球菌、沙眼衣原体，其他尚有支原体，包括人型支原体、解脲脲原体及生殖支原体。淋病奈瑟球菌所致盆腔炎多于月经期或经后 7 日内发病，起病急，可有高热，体温在 38 ℃以上，常引起输卵管积脓，对抗生素治疗通常敏感。而衣原体感染的症状不明显，无高热，可有轻微下腹痛，阴道少量不规则出血，病程较长，久治不愈，导致不孕。

有关支原体与 PID 的关系尚无最后定论。过去研究较多的为解脲脲原体、人型支原体与 PID 的关系，近几年研究发现生殖支原体可引起上生殖道感染，所引起的临床症状轻微或不明显，与衣原体感染相似。

（二）内源性病原体

来自原寄居于阴道内的菌群，包括需氧菌及厌氧菌，以混合感染多见。主要的需氧菌及兼性厌氧菌有金黄色葡萄球菌、溶血性链球菌、大肠埃希菌、阴道加德纳菌；厌氧菌有脆弱类杆菌、消化球菌、消化链球菌、普雷沃菌。近年研究发现 PID 与引起 BV 的病原体有关，如普雷沃菌、消化链球菌、加德纳菌等，引起 BV 的病原体可分泌多种蛋白溶解酶溶解宫颈黏液栓，导致上行性感染。厌氧菌感染的特点是容易形成盆腔脓肿、感染性血栓静脉炎，脓液有粪臭并有气泡。据文献报道，70%～80%盆腔脓肿可培养出厌氧菌。

【感染途径】

（一）沿生殖道黏膜上行蔓延

病原体侵入外阴、阴道后，或阴道内的病原体沿宫颈黏膜、子宫内膜、输卵管黏膜，蔓延至卵巢及腹腔，是非妊娠期、非产褥期盆腔炎的主要感染途径。淋病奈瑟球菌、衣原体及葡萄球菌等常沿此途径扩散。

（二）经淋巴系统蔓延

病原体经外阴、阴道、宫颈及宫体创伤处的淋巴管侵入盆腔结缔组织及内生殖器其他部分，是产褥感染、流产后感染的主要感染途径。链球菌、大肠埃希菌、厌氧菌多沿此途径蔓延。

病原体先侵入人体的其他系统，再经血液循环感染生殖器，为结核分枝杆菌感染的主要途径。

（三）经血液循环传播

病原体先侵入人体的其他系统，再经血液循环感染生殖器，为结核分枝杆菌感染的主要途径。

（四）直接蔓延

腹腔其他脏器感染后，直接蔓延到内生殖器，如阑尾炎可引起右侧输卵管炎。

【高危因素】

了解高危因素利于 PID 的正确诊断及预防。

（一）年龄

据美国资料，PID 的高发年龄为 15～25 岁。年轻妇女容易发生 PID 可能与频繁性活动、宫颈柱状上皮异位、宫颈黏液机械防御功能较差有关。

（二）性活动

PID 多发生在性活跃期妇女，尤其是初次性交年龄小、有多个性伴侣、性交过频以及性伴侣有性传播疾病者。

（三）下生殖道感染

下生殖道感染如淋病奈瑟球菌性宫颈炎、衣原体性宫颈炎以及细菌性阴道病与 PID 的发生密切相关。

（四）子宫腔内手术操作后感染

如刮宫术、输卵管通液术、子宫输卵管造影术、宫腔镜检查等，由于手术所致生殖道黏膜损伤、出血、坏死，导致下生殖道内源性病原体上行感染。

（五）性卫生不良

经期性交，使用不洁月经垫等，均可使病原体侵入而引起炎症。此外，低收入群体不注意性卫生保健，阴道冲洗者 PID 的发生率高。

（六）邻近器官炎症直接蔓延

如阑尾炎、腹膜炎等蔓延至盆腔，病原体以大肠埃希菌为主。

（七）PID 再次急性发作

PID 所致的盆腔广泛粘连、输卵管损伤、输卵管防御能力下降，容易造成再次感染，导致急性发作。

【病理】

（一）子宫内膜炎及子宫肌炎

子宫内膜充血、水肿、有炎性渗出物，严重者内膜坏死、脱落形成溃疡。镜下见大量白细胞浸润，炎症向深部侵入形成子宫肌炎。

（二）输卵管炎、输卵管积脓、输卵管卵巢脓肿

输卵管炎因病原体的传播途径不同而有不同的病变特点。

1. 炎症经子宫内膜向上蔓延

首先引起输卵管黏膜炎，上皮发生退变、脱落及粘连，导致输卵管管腔及伞端闭锁，若有脓液积聚于管腔内则形成输卵管积脓。

2. 病原体通过宫颈的淋巴管播散到宫旁结缔组织

首先侵及输卵管浆膜层，发生输卵管周围炎，进而与周围组织形成粘连，而输卵管黏膜层可不受累或受累极轻。

卵巢炎很少单独发生，卵巢常与发炎的输卵管伞端粘连而发生卵巢周围炎，称输卵管卵巢炎。炎症可通过卵巢排卵的破孔侵入卵巢实质形成卵巢脓肿，脓肿壁与输卵管积脓粘连并穿通，形成 TOA。由于 TOA 与 PID 时输卵管、卵巢、肠管因粘连形成的炎性肿块难以区别，有些教科书将以上两种情况统称为 TOA。

（三）盆腔腹膜炎

盆腔内器官发生严重感染时，往往蔓延到盆腔腹膜，腹膜充血、水肿、渗出，形成盆腔脏器粘连。当有大量脓性渗出液积聚于粘连的间隙内，可形成散在小脓肿；积聚于直肠子宫陷凹处则形成盆腔脓肿，较多见。TOA 或盆腔脓肿可破入直肠或阴道而使症状突然减轻，也可破入腹腔引起弥漫性腹膜炎。

（四）盆腔结缔组织炎

内生殖器急性炎症时，或阴道、宫颈有创伤时，病原体经淋巴管进入盆腔结缔组织而引起组织充血、水肿及中性粒细胞浸润。以宫旁结缔组织炎最常见，开始局部增厚，质地较软，边界不清，以后向两侧盆壁呈扇形浸润，若组织化脓则形成盆腔腹膜外脓肿，可自发破入直肠或阴道。

（五）败血症及脓毒败血症

当病原体毒性强、数量多、病人抵抗力降低时，常发生败血症。多见于严重的产褥感染、感染性流产及播散性淋病。发生 PID 后，若身体其他部位发现多处炎症病灶或脓肿者，应考虑有脓毒败血症存在，但需经血培养证实。

（六）Fitz-Hugh-Curtis 综合征

是指肝包膜炎症而无肝实质损害的肝周围炎。淋病奈瑟球菌及衣原体感染均可引起。由于肝包膜水肿，吸气时右上腹疼痛。肝包膜上有脓性或纤维渗出物，早期在肝包膜与前腹壁腹膜之间形成松软粘连，晚期形成琴弦样粘连。5%~10%输卵管炎可出现此综合征，临床表现为继下腹痛后出现右上腹痛，或下腹疼痛与右上腹疼痛同时出现。

【临床表现】

可因感染的病原体、炎症轻重及范围大小而有不同的临床表现。轻者无症状或症状轻微。常见症状为下腹痛、发热、异常阴道分泌物或异常阴道出血。腹痛为持续性、活动或性交后加重。若有泌尿系统感染，可有排尿困难、尿频、尿痛等症状。若病情严重可有寒战、高热、头痛、食欲缺乏等全身症状。若出现腹膜炎或盆腔脓肿，可有恶心、呕吐、腹胀、腹泻、里急后重等消化系统症状。若有输卵管炎的症状及体征并同时有右上腹疼痛者，应怀疑有肝周围炎。

病人体征差异较大，轻者无明显异常发现，或妇科检查仅发现宫颈举痛或宫体压痛或附件区压痛。严重病例呈急性病容，体温升高，心率加快，下腹部有压痛、反跳痛及肌紧张，甚至出现腹胀，肠鸣音减弱或消失。盆腔检查：阴道可见脓性臭味分泌物；宫颈举痛，并可见宫颈充血、水肿，或有脓性分泌物；宫体稍大，有压痛，活动受限；子宫两侧压痛明显，若为单纯输卵管炎，可触及增粗的输卵管，压痛明显；若为输卵管积脓或 TOA，可触及肿块且压痛明显，不活动；宫旁结缔组织炎时，可扪及宫旁一侧或两侧片状增厚，或两侧宫骶韧带高度水肿、增粗，压痛明显；若有盆腔脓肿形成且位置较低时，可扪及后穹隆或侧穹隆有肿块且有波动感，三合诊常能协助进一步了解盆腔情况。

【诊断】

根据病史、症状、体征及实验室检查可做出初步诊断。由于 PID 的临床表现差异较大，临床诊断准确性不高（与腹腔镜相比，阳性预测值为 65%~90%）。

理想的 PID 诊断标准，既要敏感性高能发现轻微病例，又要特异性强避免非炎症病人应用抗生素。但目前尚无单一的病史、体征或实验室检查，既敏感又特异。由于临床正确诊断 PID 比较困难，而延误诊断又导致 PID 后遗症的发生，2010年美国疾病控制和预防中心（CDC）推荐的 PID 的诊断标准，旨在对年轻女性腹痛或有异常阴道分泌物或不规则阴道流血者，提高对 PID 的认识，对可疑病人做进一步评价，及时治疗，减少后遗症的发生。

最低诊断标准提示，性活跃的年轻女性或者具有 STD 的高危人群，若出现下腹痛，并可排除其他引起下腹痛的原因，妇科检查符合最低诊断标准，即可给予经验性抗生素治疗。下腹痛同时伴有下生殖道感染征象时，诊断 PID 的可能性增加。

附加标准可增加诊断的特异性，多数 PID 病人有宫颈黏液脓性分泌物，或阴道分泌物 0.9% 氯化钠溶液湿片镜检见到白细胞。若宫颈分泌物正常并且镜检见不到白细胞，PID 的诊断需慎重，需要考虑有无其他原因引起的下腹疼痛。

特异标准基本可诊断 PID，但由于除超声检查外，均为有创检查或费用较高，特异标准仅适用于一些有选择的病例。腹腔镜诊断 PID 标准包括：①输卵管表面明显充血；②输卵管壁水肿；③输卵管伞端或浆膜面有脓性渗出物。腹腔镜诊断输卵管炎准确率高，并能直接采取感染部位的分泌物做细菌培养，但临床应用有一定局限性。并非所有怀疑 PID 的病人均能接受这一检查，对轻度输卵管炎的诊断准确性降低。此外，对单独存在的子宫内膜炎无诊断价值。

在做出 PID 的诊断后，需进一步明确病原体。宫颈管分泌物及后穹隆穿刺液的涂片、培养及核酸扩增检测病原体，对明确病原体有帮助。革兰染色涂片可根据细菌形态为选用抗生素及时提供线索；细菌培养及药物敏感试验，为选择敏感抗生素提供依据。除病原体检查外，还可根据病史（如是否为 STD 高危人群）、临床特征初步判断病原体。

【鉴别诊断】

急性盆腔炎应与急性阑尾炎、输卵管妊娠流产或破裂、卵巢囊肿蒂扭转或破裂等急症相鉴别。

【治疗】

以抗生素治疗为主，必要时行手术治疗。抗生素的治疗原则：经验性、广谱、及时及个体化。①经验性抗生素：根据药敏试验选用抗生素较合理，但通常需在获得实验室结果前即给予抗生素治疗，因此，初始治疗往往是选择经验性抗生素；②广谱抗生素：由于 PID 多为混合感染，选择的抗生素应覆盖所有可能的病原体，包括淋病奈瑟球菌、沙眼衣原体、支原体、厌氧菌和需氧菌等；③及时：诊断后应立即开始治疗，诊断 48 小时内及时用药将明显降低 PID 后遗症的发生；④个体化选择抗生素：应综合考虑安全性、有效性、经济性、病人依从性等因素选择治疗方案，根据疾病的严重程度决定静脉给药或非静脉给药。

（一）非静脉给药方案

若病人一般状况好，症状轻，能耐受口服抗生素，并有随访条件，可在门诊给予口服或肌内注射抗生素治疗。

（二）静脉给药方案

若病人一般情况差，病情严重，伴有发热、恶心、呕吐；或有盆腔腹膜炎；或 TOA；或门诊治疗无效；或不能耐受口服抗生素；或诊断不清，均应住院给予以静脉抗生素药物治疗为主的综合治疗。

1. 支持疗法

卧床休息，半卧位有利于脓液积聚于直肠子宫陷凹而使炎症局限。给予高热量、高蛋白、高维生素流食或半流食，补充液体，注意纠正电解质紊乱及酸碱失衡。高热时采用物理降温。尽量避免不必要的妇科检查以免引起炎症扩散，腹胀者应行胃肠减压。

2. 抗生素药物治疗

给药途径以静脉滴注收效快，但在临床症状改善后，应继续静脉给药至少24 小时，然后转为口服药物治疗，共持续 14 日。若为淋病奈瑟球菌感染，首选头霉素或头孢菌素类药物。由于耐喹诺酮类药物淋病奈瑟球菌株的出现，2010年美国 CDC 指南不再推荐该类药物治疗 PID。若淋病奈瑟球菌地区流行和个人危险因素低，而且头孢菌素不能应用（对头孢菌素类药物过敏）时，可考虑应用喹诺酮类药物，但在开始治疗前，必须进行淋病奈瑟球菌的培养。

3. 手术治疗

主要用于抗生素控制不满意的 TOA 或盆腔脓肿。手术指征有：

（1）药物治疗无效：TOA 或盆腔脓肿经药物治疗 48～72 小时，体温持续不降，病人中毒症状加重或肿块增大者，应及时手术，以免发生脓肿破裂。

（2）脓肿持续存在：经药物治疗病情有好转，继续控制炎症数日（2～3周），肿块仍未消失但已局限化，应手术切除，以免日后再次急性发作。

（3）脓肿破裂：突然腹痛加剧，寒战、高热、恶心、呕吐、腹胀，检查腹部拒按或有中毒性休克表现，应怀疑脓肿破裂。若脓肿破裂未及时诊治，死亡率高。因此，一旦怀疑脓肿破裂，需立即在抗生素治疗的同时行剖腹探查。

手术可根据情况选择经腹手术或腹腔镜手术。手术范围应根据病变范围、病人年龄、一般状态等全面考虑。原则以切除病灶为主。年轻妇女应尽量保留卵巢功能，以采用保守性手术为主；年龄大、双侧附件受累或附件脓肿屡次发作者，行全子宫及双附件切除术；对极度衰弱危重病人的手术范围须按具体情况决定。若盆腔脓肿位置低、突向阴道后穹隆时，可经阴道切开排脓，同时注入抗生素。国外近几年报道对抗生素治疗 72 小时无效的 TOA，可在超声或 CT 引导下采用经皮引流技术，获得较好的治疗效果，尤其适于体弱或要求保留生育功能的年轻病人。

4. 中药治疗

中医、中药和物理治疗在 PID 的治疗中具有一定作用。在抗生素治疗的基础上，辅以中药治疗，可能会减少慢性盆腔痛后遗症的发生。

【PID 后遗症】

若 PID 未得到及时正确的诊断或治疗，可能会发生 PID 后遗症，其主要病理改变为组织破坏、广泛粘连、增生及瘢痕形成，可表现为：①慢性输卵管炎：可导致输卵管阻塞、输卵管增粗；②输卵管卵巢粘连形成输卵管卵巢肿块；③输卵管积水或输卵管卵巢囊肿：若输卵管伞端闭锁、浆液性渗出物聚集形成输卵管积水；或输卵管积脓或 TOA 被浆液性渗出物代替形成输卵管积水或输卵管卵巢囊肿；④盆腔结缔组织炎：可表现为主、骶韧带增生、变厚，若病变广泛，可使子宫固定。

（一）临床表现

1. 不孕

输卵管粘连阻塞可致不孕。PID 后不孕发生率为 20%～30%。

2. 异位妊娠

PID 后异位妊娠发生率是正常妇女的 8～10 倍。

3. 慢性盆腔痛

炎症形成的粘连、瘢痕以及盆腔充血，常引起下腹部坠胀、疼痛及腰骶部酸痛，常在劳累、性交后及月经前后加剧。文献报道约 20%急性盆腔炎发作后遗留慢性盆腔痛。慢性盆腔痛常发生在 PID 急性发作后的 4～8 周。

4. PID 反复发作

由于 PID 造成的输卵管组织结构的破坏，局部防御功能减退，若病人仍有同样的高危因素，可造成 PID 的再次感染导致反复发作。有 PID 病史者，约25%将再次发作。

5. 妇科检查

若为输卵管病变，则在子宫一侧或两侧触到呈索条状增粗输卵管，并有轻度压痛；若为输卵管积水或输卵管卵巢囊肿，则在盆腔一侧或两侧触及囊性肿物，活动多受限；若为盆腔结缔组织病变，子宫常呈后倾后屈，活动受限或粘连固定，子宫一侧或两侧有片状增厚、压痛，宫骶韧带常增粗、变硬，有触痛。

（二）诊断与鉴别诊断

有 PID 病史以及症状和体征明显者，诊断多无困难。但不少病人自觉症状较多，而无明显 PID 病史及阳性体征，诊断困难时，可行腹腔镜检查。

PID 后遗症需与子宫内膜异位症、卵巢囊肿、卵巢癌等相鉴别，超声及其他影像学检查有助于鉴别。

（三）治疗

PID 后遗症需根据不同情况选择治疗方案。不孕病人，多需要辅助生育技术协助受孕。对慢性盆腔痛，尚无有效的治疗方法，对症处理或给予中药、理疗等综合治疗，治疗前需排除子宫内膜异位症等其他引起盆腔痛的疾病。PID 反复发作者，抗生素药物治疗的基础上可根据具体情况，选择手术治疗。输卵管积水者需行手术治疗。

【随访】

对于抗生素治疗的病人，应在 72 小时内随诊，明确临床情况有无改善，若无改善，需进一步检查，重新进行评价，必要时腹腔镜或手术探查。对于沙眼衣原体和淋病奈瑟球菌感染的 PID 病人，可在治疗结束后 4~6 周以及 3~6 月检测上述病原体，以判断是否清除病原体以及有无再感染。

【性伴侣的治疗】

对 PID 病人出现症状前 60 日内接触过的性伴侣进行检查和治疗。如果最近一次性交发生在 60 日前，则应对最后的性伴侣进行检查、治疗。治疗期间应避免无保护性交。

【预防】

①注意性生活卫生，减少 STD。对沙眼衣原体感染高危妇女筛查和治疗可减少 PID 发生率。虽然 BV 与 PID 相关，但检测和治疗 BV 能否降低 PID 发生率，至今尚不清楚。②及时治疗下生殖道感染。③公共卫生教育，提高公众对生殖道感染的认识，宣传预防感染的重要性。④严格掌握妇科手术指征，做好术前准备，术时注意无菌操作，预防感染。⑤及时治疗 PID，防止后遗症发生。

第四节　生殖器结核

由结核分枝杆菌引起的女性生殖器炎症称为生殖器结核，又称结核性盆腔炎。多见于 20~40 岁妇女，也可见于绝经后的老年妇女。近年因耐药结核、艾滋病的增加以及对结核病控制的松懈，生殖器结核发病率有升高趋势。

【传染途径】

生殖器结核是全身结核的表现之一，多继发于肺、消化道、腹膜结核等，约 10%肺结核病人伴有生殖器结核。生殖器结核潜伏期很长，可达 1~10 年，多数病人在日后发现生殖器结核时，其原发病灶多已痊愈。生殖器结核常见的传染途径：

（一）血行传播

为最主要的传播途径。结核分枝杆菌感染肺部后，大约 1 年内可感染内生殖器，由于输卵管黏膜有利于结核菌的潜伏感染，结核分枝杆菌首先侵犯输卵管，然后依次扩散到子宫内膜、卵巢，侵犯宫颈、阴道、外阴者较少。

（二）直接蔓延

腹膜结核、肠结核可直接蔓延到内生殖器。

（三）淋巴传播

较少见。消化道结核可通过淋巴管传播感染内生殖器。

（四）性交传播

极罕见。男性患泌尿系结核，通过性交传播，导致上行感染。

【病理】

（一）输卵管结核

占女性生殖器结核的 90%~100%，即几乎所有的生殖器结核均累及输卵管，双侧性居多，但双侧的病变程度可能不同。输卵管增粗肥大，其伞端外翻如烟斗嘴状是输卵管结核的特有表现；也可表现为伞端封闭，管腔内充满干酪样物质；有的输卵管增粗，管壁内有结核结节；有的输卵管僵直变粗，峡部有多个结节隆起。输卵管浆膜面可见多个粟粒结节。在输卵管管腔内见到干酪样物质，有助于同非结核性炎症相鉴别。输卵管常与其邻近器官如卵巢、子宫、肠管广泛粘连。

（二）子宫内膜结核

占生殖器结核的 50%~80%，常由输卵管结核蔓延而来。早期病变出现在宫腔两侧角，子宫大小、形状无明显变化，随着病情进展，子宫内膜受到不同程度结核病变破坏，最后代以瘢痕组织，可使宫腔粘连变形、缩小。

（三）卵巢结核

占生殖器结核的20%～30%，亦由输卵管结核蔓延而来。因有白膜包围，通常仅有卵巢周围炎，但由血液循环传播的感染，可在卵巢深部形成结节及干酪样坏死性脓肿。

（四）宫颈结核

较少见，占生殖器结核的5%～15%。病变可表现为乳头状增生或溃疡，易与宫颈癌混淆。

（五）盆腔腹膜结核

输卵管结核多合并盆腔腹膜结核。根据病变特征不同分为渗出型及粘连型。渗出型以渗出为主，特点为腹膜及盆腔脏器浆膜面布满无数大小不等的散在灰黄色结节，渗出物为浆液性草黄色澄清液体，积聚于盆腔，有时因粘连形成多个包裹性囊肿；粘连型以粘连为主，特点为腹膜增厚，与邻近脏器之间发生紧密粘连，粘连间的组织常发生干酪样坏死，易形成瘘管。

【临床表现】

发病多缓慢，常无自觉症状，少数有盗汗、疲劳及潮热等全身症状。早期因子宫内膜充血及溃疡，可有经量过多；晚期因子宫内膜遭不同程度破坏而表现为月经稀少或闭经。部分病人可有下腹坠痛。由于输卵管阻塞，且子宫内膜结核可妨碍孕卵着床，故绝大多数病人均不能受孕。在原发不孕者中生殖器结核为常见原因之一。

症状与体征因病变程度与范围不同而有较大差异，较多病人因不孕行诊断性刮宫、子宫输卵管碘油造影及腹腔镜检查发现患有盆腔结核，而无明显体征和其他自觉症状。妇科检查：子宫一般发育较差，活动受限。双侧输卵管增粗、变硬如条索状。较严重病例，在子宫两侧可触及肿物，质地较硬，不规则。宫颈结核可见乳头状增生及小溃疡。

【诊断及鉴别诊断】

多数病人缺乏明显症状，阳性体征不多，故诊断时易被忽略。为提高确诊率，应详细询问有无结核病史，尤其当病人有原发不孕、月经稀少或闭经时；未婚女性有低热、盗汗、盆腔炎或腹水时；PID 久治不愈时；若病人既往有结核病接触史或本人曾有结核病史时，均应考虑有生殖器结核的可能。如怀疑生殖器结核而又缺乏明确体征，则须进一步通过子宫内膜病理检查或细菌学检查、子宫输卵管造影等辅助诊断方法明确诊断。

常用的辅助诊断方法：

（一）子宫内膜病理检查

子宫内膜病理检查是诊断子宫内膜结核最可靠的依据。应在经前 1 周或月经来潮 6 小时内诊刮，应注意刮取子宫角部内膜，并将刮出物送病理检查，在病理切片上找到典型结核结节，诊断即可成立，但阴性结果并不能排除结核的可能。若有条件应将部分刮出物或分泌物作结核分枝杆菌检查。遇有宫腔小而坚硬，无组织物刮出，结合临床病史及症状，也应考虑为子宫内膜结核，并作进一步检查。若宫颈可疑结核，应做活组织检查确诊。术前 3 日及术后 4 日应使用抗结核药物，以预防刮宫引起结核病灶扩散。

（二）X 线检查

（1）胸部 X 线平片，必要时行消化道或泌尿系统 X 线检查，以便发现原发病灶。

（2）盆腔 X 线平片，发现孤立钙化点，提示曾有盆腔淋巴结结核病灶。

（3）子宫输卵管碘油造影可能见到下列征象：①宫腔呈不同形态和不同程度狭窄或变形，边缘呈锯齿状；②输卵管管腔有多个狭窄部分，呈典型串珠状或显示管腔细小而僵直；③在相当于盆腔淋巴结、输卵管、卵巢部位有钙化灶；④若碘油进入子宫一侧或两侧静脉丛，应考虑有子宫内膜结核的可能。造影有可能导致结核分枝杆菌扩散到腹腔，故造影前后应使用抗结核药物。

（三）腹腔镜检查

能直接观察子宫、输卵管浆膜面有无粟粒结节，并可取腹腔液行结核分枝杆菌检查，或在病变处做活组织检查。做此项检查时应注意避免肠道损伤。

（四）结核分枝杆菌检查

取月经血或宫腔刮出物或腹腔液作结核分枝杆菌检查，常用方法：①涂片抗酸染色查找结核分枝杆菌。②结核分枝杆菌培养，此法准确，但结核分枝杆菌生长缓慢，需要较长时间才能得到结果。③分子生物学方法，如 PCR 技术，方法快速、简便，但可能出现假阳性。

（五）结核菌素试验

结核分枝杆菌素试验阳性说明体内曾有结核分枝杆菌感染，若为强阳性说明目前仍有活动性病灶，但不能说明病灶部位；若为阴性一般情况下表示未有过结核分枝杆菌感染。

（六）其他

白细胞计数不高，分类中淋巴细胞增多，活动期红细胞沉降率增快，但这些实验室检查均非特异性，只能作为诊断参考。

结核性盆腔炎性疾病应与 PID 后遗症、子宫内膜异位症、卵巢恶性肿瘤，尤其是卵巢上皮性癌鉴别，诊断困难时，可作腹腔镜检查或剖腹探查确诊。

【治疗】

采用抗结核药物治疗为主，休息营养为辅的治疗原则。

（一）抗结核化学药物治疗

抗结核药物治疗对 90%女性生殖器结核有效。药物治疗应遵循早期、联合、规律、适量、全程的原则。采用异烟肼（H）、利福平（R）、乙胺丁醇（E）及吡嗪酰胺（Z）等抗结核药物联合治疗 6~9 个月。推荐两阶段短疗程药物治疗方案，前 2~3 个月为强化期，后 4~6 个月为巩固期或继续期。2010 年 WHO 结核病诊疗指南指出生殖器结核的抗结核药物的选择、用法、疗程参考肺结核病。常用的治疗方案：①强化期 2 个月，每日异烟肼、利福平、吡嗪酰胺及乙胺丁醇四种药物联合应用，后 4 个月巩固期每日连续应用异烟肼、利福平（简称 2HRZE/4HR）；或巩固期每周 3 次间歇应用异烟肼、利福平（2HRZE/4H3R3）。②强化期每日异烟肼、利福平、吡嗪酰胺、乙胺丁醇四种药物联合应用 2 个月，巩固期每日应用异烟肼、利福平、乙胺丁醇 4 个月（2HRZE/4HRE）；或巩固期每周 3 次应用异烟肼、利福平、乙胺丁醇连续 4 个月（2HRZE/4H3R3E3）。第一个方案可用于初次治疗的病人，第二个方案多用于治疗失败或复发的病人。

（二）支持疗法

急性病人至少应休息 3 个月，慢性病人可以从事部分工作和学习，但要注意劳逸结合，加强营养，适当参加体育锻炼，增强体质。

（三）手术治疗

出现以下情况应考虑手术治疗：①盆腔结核肿块经药物治疗后缩小，但不能完全消退；②盆腔结核肿块治疗无效或治疗后又反复发作者，或难以与盆腹腔恶性肿瘤鉴别者；③盆腔结核形成较大的肿块或包裹性积液者；④子宫内膜结核严重，内膜破坏广泛，药物治疗无效者。为避免手术时感染扩散，提高手术后治疗效果，手术前后需应用抗结核药物治疗。手术以全子宫及双侧附件切除术为宜。对年轻妇女应尽量保留卵巢功能；对病变局限于输卵管，而又迫切希望生育者，可行双侧输卵管切除术，保留卵巢及子宫。由于生殖器结核所致的粘连常较广泛而紧密，术前应口服肠道消毒药物并作清洁灌肠，术时应注意解剖关系，避免损伤。

虽然生殖器结核经药物治疗取得良好疗效，但治疗后的妊娠成功率极低，对希望妊娠者，可行辅助生育技术助孕。

第四章　外阴非上皮内瘤变

外阴部位的非肿瘤性皮肤病变是最常见的妇科疾病之一，病种多样，病因复杂。2006 年国际外阴阴道疾病研究学会（International Society for the Study of Vulvovaginal Disease，ISSVD）采用全新的、基于组织病理学的分类方法取代了 1987 年的分类，为了使临床医生能够更准确诊断病变，2011 年 ISSVD 进行了仅基于临床表现的分类，使两种分类互相补充，方便临床诊断和处理。

第一节　外阴慢性单纯性苔藓

外阴慢性单纯性苔藓为 ISSVD 2006 分类中棘层细胞增生型，以取代 1987 年分类中的外阴鳞状细胞增生或增生性营养不良。

【病因】

病因不明。分为原发性（特发性）和继发性（继发于硬化性苔藓、扁平苔藓或其他外阴疾病）和慢性刺激有关（慢性摩擦和痒—抓循环）。近年研究发现与病变组织局部维 A 酸受体 α 含量减少有关，维 A 酸受体 α 能够介导鳞状上皮的增生和分化。

【病理】

多见于大阴唇和阴阜，通常为散在分布的红色或白色斑块，有的为苔藓样，常见鳞屑和抓痕。组织学形态缺乏特异性，主要表现为鳞状上皮棘层细胞增生，真皮浅层纤维化并伴有不等量炎症细胞浸润。

【临床表现】

（一）症状

主要为外阴瘙痒。瘙痒程度多难耐受而搔抓，搔抓进一步加重皮损，形成反复的痒—抓循环。

（二）体征

病损主要累及大阴唇、阴唇间沟、阴蒂包皮及阴唇后联合等处。病变可呈孤立性、局灶性，也可多发或对称性。早期皮肤暗红或粉红色，伴随着棘层细胞增生和表层细胞的过度角化，可过渡到白色。后期，随着真皮浅层的纤维化，则皮肤增厚、色素沉着、皮肤纹理明显，而表现为苔藓样改变。

【诊断】

根据症状及体征可以做出初步诊断，确诊需依靠病理组织学检查。活检应在色素减退区、皲裂、溃疡、硬结、隆起或粗糙处进行，并应注意选择不同部位多点取材。活检前先用1%甲苯胺蓝涂抹局部皮肤，干燥后用1%醋酸液擦洗脱色，在不脱色区活检。

【鉴别诊断】

慢性单纯性苔藓应与白癜风、白化病、特异性外阴炎、外阴上皮内病变及癌等相鉴别。若外阴皮肤出现界限分明的发白区，表面光滑润泽，质地正常，无自觉症状应考虑为白癜风。身体其他部位也多可发现相同病变，应考虑白化病可能。外阴皮肤增厚，发白或发红，伴有瘙痒且阴道分泌物增多，应首先排除假丝酵母菌病、滴虫性阴道炎等，分泌物中可查见病原体；炎症治愈后白色区域逐渐消失。外阴皮肤出现对称性发红、增厚，伴有严重瘙痒，但无分泌物增多者，应考虑糖尿病所致外阴炎可能。若伴有长期难以治愈的溃疡，应尽早活检送病理检查以排除外阴癌。

【治疗】

（一）一般治疗

保持外阴部皮肤清洁干燥。禁用刺激性大的药物或肥皂清洗外阴，忌穿不透气的化纤内裤，不食辛辣和过敏食物。对瘙痒症状明显以致失眠者，可加用镇静、安眠和抗过敏药物。

（二）局部药物治疗

采用局部应用皮质激素药物控制瘙痒。可选用 0.025% 氟轻松软膏，或 0.01% 曲安奈德软膏，每日 3~4 次。长期使用类固醇药物可使局部皮肤萎缩，故当瘙痒症状缓解后，停用高效类固醇药物，改为作用轻微的 1%~2% 氢化可的松软膏，每日 1~2 次，维持治疗 6 周。为促进药物吸收，局部用药前可先用温水坐浴，每日 2~3 次，每次 10~15 分钟，使皮肤软化，并可缓解瘙痒症状。药物治疗控制瘙痒症状后，增厚的皮肤仍需较长时间才能有明显改善，或恢复正常。

（三）物理治疗

适用于对病情严重或药物治疗无效者。常用的方法有：①聚焦超声治疗（HI-FU）；②CO_2 激光或氦氖激光、波姆光、液氮冷冻等局部物理治疗。局部物理治疗是通过去除局部异常上皮组织和破坏真皮层神经末梢，从而阻断瘙痒和搔抓所引起的恶性循环。聚焦超声治疗（HIFU）的长期疗效以及优化参数均有待进一步研究。激光治疗有手术精确、操作简易、破坏性小、愈合后瘢痕组织较少的优点，但远期复发率仍与手术切除相似。

（四）手术治疗

由于外阴慢性单纯性苔藓的恶变率很低，且手术治疗仍有远期复发可能，故一般不采用手术治疗。手术治疗仅用于反复药物、物理治疗无效；或局部病损组织出现不典型增生、有恶变可能者。

第二节　外阴硬化性苔藓

外阴硬化性苔藓为 ISSVD 2006 年分类中的苔藓样型或硬化型亚型之一。以外阴、肛周皮肤变薄、色素减退呈白色病变为主要特征的疾病。

【病因】

病因不清。可能与以下因素有关：①自身免疫：约 21% 病人合并自身免疫性相关性疾病，如糖尿病、甲状腺功能亢进症或减退症、白癜风、恶性贫血、斑秃等；②感染；③遗传：有报道家族中母女、姐妹同时发病，但尚未发现特异基因；④性激素缺乏：因青春期前病人在月经初潮后病变可以缓解，认为可能与雌激素缺乏有关，但临床应用雌激素治疗无效。

也有研究发现病人血清中二氢睾酮及雄烯二酮低于正常妇女，提示睾酮不足可能为发病原因之一。

【病理】

表皮变薄，上皮脚变钝或消失；真皮浅层早期水肿，后期胶原纤维化，形成均质化带，其下伴带状淋巴细胞浸润。底层细胞水肿，色素细胞减少。部分病例表皮过度角化，加之黑素细胞减少使皮肤外观呈白色。少数病例可以伴有急性炎症和溃疡。2%~5% 的病例可能恶变为鳞癌，主要为非 HPV 相关鳞癌。

【临床表现】

硬化性苔藓可发生于任何年龄，但以 40 岁左右妇女多见，其次为幼女。

（一）症状

主要为病损区瘙痒、性交痛及外阴烧灼感，程度较慢性单纯性苔藓病人轻，晚期可出现性交困难。幼女病人瘙痒症状多不明显，可能在排尿或排便后感外阴或肛周不适。

（二）体征

病损区常位于大阴唇、小阴唇、阴蒂包皮、阴唇后联合和肛周，多呈对称性。一般不累及阴道黏膜。早期病变较轻，皮肤红肿，出现粉红、象牙白色或有光泽的多角形小丘疹，丘疹融合成片后呈紫癜状；若病变进一步发展，出现外阴萎缩，表现为大阴唇变薄，小阴唇变小，甚至消失，阴蒂萎缩而其包皮过长；皮肤颜色变白、发亮、皱缩、弹性差，常伴有皲裂及脱皮。病变通常对称，并可累及会阴及肛周而呈蝴蝶状。晚期病变皮肤菲薄、皱缩似卷烟纸或羊皮纸，阴道口挛缩狭窄。由于幼女病变过度角化不似成年人明显，检查见局部皮肤呈珠黄色或与色素沉着点相间形成花斑样，若为外阴及肛周病变，可呈现锁孔状或白色病损环。多数病人的病变在青春期可自行消失。

【诊断】

根据临床表现可做出初步诊断，确诊需行病理组织学检查。活检应在皲裂、溃疡、挛缩处进行，注意多点活检。

【鉴别诊断】

硬化性苔藓应与白癜风、白化病、老年生理性萎缩相鉴别。白癜风、白化病参见本章第一节"鉴别诊断"。老年外阴生理性萎缩仅见于老年妇女，其外阴皮肤萎缩情况与身体其他部位皮肤相同，表现为外阴皮肤各层组织及皮下组织均萎缩，因而阴唇扁平，小阴唇退化。病人无自觉症状。

【治疗】

（一）一般治疗

同慢性单纯性苔藓。

（二）局部药物治疗

主要药物有丙酸睾酮油膏及黄体酮油膏。药物治疗的有效率约为80%，多数只能改善症状而不能痊愈，且需要长期用药。

1. 丙酸睾酮油膏

丙酸睾酮有促进蛋白合成作用，能促使萎缩皮肤恢复正常，因而有利于治疗外阴硬化性苔藓。2%丙酸睾酮油膏（200 mg丙酸睾酮加入10 g凡士林油膏），初起每日2~4次，连用3~4周后改为每日1~2次，连用3周，然后应用维持量，每日1次或每2日1次。根据治疗反应及症状持续情况决定用药次数及时间。若瘙痒症状较重，可与1%或2.5%氢化可的松软膏混合涂搽，症状缓解后可逐渐减少至停用氢化可的松软膏。丙酸睾酮治疗期间密切观察其副作用，一旦出现毛发增多或阴蒂增大等男性化影响或疗效欠佳时应停药，改用其他药物，例如黄体酮油膏或糖皮质激素类软膏。

2. 黄体酮油膏

3%黄体酮油膏（100 mg黄体酮油剂加入30g凡士林油膏），每日3次。

3. 糖皮质激素类软膏

也可选用0.05%氯倍他索软膏，最初1个月内每日2次，继而每日1次，连用2个月，最后每周2次，连用3个月，共计6个月。凡瘙痒顽固、表面用药无效者可用曲安奈德混悬液皮下注射：将 5 mg 曲安奈德混悬液用 2 mL 0.9%氯化钠溶液稀释后，取脊髓麻醉穿刺针在耻骨联合下方注入皮下，经过大阴唇皮下直至会阴，缓慢回抽针头，将混悬液注入皮下组织。对侧同法治疗。

4. 免疫治疗

免疫抑制剂可通过刺激皮肤局部的免疫因子产生治疗作用。研究表明一种可替代皮质激素的新型局部炎症细胞因子抑制剂、对 T 细胞具有选择性抑制作用的他克莫司均可有效治疗外阴硬化性苔藓。并且其局部外用的治疗方法不产生系统性免疫抑制作用，因此不良反应小。

幼女硬化性苔藓至青春期有可能自愈，一般不采用丙酸睾酮油膏治疗，以免出现男性化。可局部外用 1%氢化可的松软膏或 0.3%黄体酮油膏，症状多能缓解，但应注意长期定时随访。

（三）全身用药

阿维 A 为一种类似维 A 酸的芳香族合成物质，有维持上皮和黏膜正常功能和结构的作用，可以缓解皮肤的瘙痒症状，已有效应用于严重的外阴硬化性苔藓。用法：口服 20～30 mg/d。此外，口服多种维生素可以改善全身营养状况；精神紧张、瘙痒症状明显以致失眠者，可口服镇静安眠、脱敏药物。

（四）物理治疗

同慢性单纯性苔藓。

（五）手术治疗

对病情严重或药物治疗无效者，可行表浅外阴切除，但手术切除复发率高，不仅在切除边缘，甚至移植皮肤也可复发。

第三节　其他皮肤疾病

一、扁平苔藓

扁平苔藓属于 ISSVD 2006 分类中苔藓样型的亚型之一。为细胞免疫介导的皮肤病损，可伴随艾滋病、恶性肿瘤、肝硬化、消化性溃疡、乙型病毒性肝炎、丙型病毒性肝炎、溃疡性结肠炎等病变。女性受累病损半数出现在生殖道部位。病变最常见于 40 岁以后，主要症状为外阴瘙痒，烧灼感，部分病例可以无症状。病变外观高度可变，从纤细网格样丘疹到侵蚀性脱屑都可以出现在外阴和阴道。病变后期，可以出现小阴唇和阴蒂包皮的粘连、色素沉着，和阴道口狭窄。确诊依靠病理学检查。局部应用皮质激素可以使 94% 病例症状缓解，口服环孢素也有一定的缓解作用。

二、贝赫切特病

贝赫切特病（Behcet's disease）又称眼—口—生殖器综合征，在 ISSVD 2006 分类中属于脉管源性病损。是以反复发作的口腔黏膜溃疡、外阴溃疡、眼炎或其他皮肤损害为主要特征的疾病，还可能伴有心血管、关节甚至中枢神经系统损害。病因不清，基本病理改变为多系统性血管炎。以 20~40 岁年轻妇女多见。先出现口腔溃疡，然后外阴溃疡，最后出现眼部病变。口腔溃疡可发生在唇、舌、口腔黏膜、软腭及扁桃体；生殖器溃疡可发生在大阴唇和小阴唇。溃疡为单个或多个，边界清楚，直径 2~10 mm 不等，底部有黄色坏死物覆盖，溃疡愈合后可形成瘢痕。溃疡形成时局部疼痛显著。急性期可有发热、乏力、头痛等全身症状。眼部最初表现结膜炎、视网膜炎，病人自觉眼周疼痛和怕光。晚期可出现眼前房积脓，最后波及双眼，若不治疗可进一步引起视神经萎缩、青光眼或白内障而失明。其他病变包括皮肤病变，关节痛及关节炎、血栓性静脉炎及类似多发性硬化病的神经系统症状。

　　具备两个主要症状或伴有其他系统症状时，并且反复发作，容易做出诊断。皮肤穿刺试验阳性有助于确诊。具体方法：将 0.1 mL 0.9%氯化钠溶液注入皮内，或仅用消毒针头针刺皮肤，24 小时后在穿刺部位出现丘疹或小脓疱为阳性。急性期内，白细胞中度增多，红细胞沉降率加快，但溃疡局部病理检查无特异性。

　　若溃疡疼痛剧烈，可给予镇静剂或局部麻醉剂缓解疼痛。溃疡一般可以自愈。急性期内，给予皮质激素可促进溃疡愈合，如泼尼松每日 20～40 mg；若为预防复发，给予小剂量泼尼松每日 15 mg，长期应用。

第五章　妇科肿瘤

女性生殖器肿瘤有良性、交界性（卵巢）及恶性之分，可发生于女性生殖器的各个部位，但以子宫和卵巢的肿瘤最为常见，是危害妇女健康的常见疾病。常见的良性肿瘤是子宫肌瘤和卵巢囊肿，恶性肿瘤为宫颈癌、子宫内膜癌和卵巢癌，而死亡率最高的是卵巢上皮癌。肿瘤的诊断依据是病理，恶性肿瘤的分期对制订治疗方案、判断预后有重要的指导意义，也是诊断必不可少的内容。主要治疗方法有手术、放疗、化疗、免疫及综合治疗。规范化、微创化、人性化是妇科肿瘤治疗的发展趋势，有效的预防措施可明显降低妇科恶性肿瘤的发病。

第一节　外阴肿瘤

外阴肿瘤包括良性肿瘤与恶性肿瘤。前者少见，后者多见于 60 岁以上妇女。

一、外阴良性肿瘤

较少见，主要有来源于上皮性的外阴乳头瘤、汗腺腺瘤及来源于中胚叶的纤维瘤、脂肪瘤、平滑肌瘤和神经纤维瘤，而淋巴管瘤、血管瘤等罕见。

（一）乳头瘤

常见于围绝经期和绝经后妇女，多发生于大阴唇，呈乳头状突出皮肤表面。需与疣状乳头状瘤、外阴湿疣、外阴癌等鉴别。因 2%~3% 有恶变倾向，应行局部肿瘤切除，术时行冷冻病理检查，若有恶变应及时扩大手术范围。

（二）纤维瘤

由成纤维细胞增生而成，多位于大阴唇，初起为皮下硬结，继而可增大，形成有蒂实质肿块，大小不一，表面可有溃疡和坏死。切面为致密、灰白色纤维结构。肿瘤恶变少见。治疗原则为沿肿瘤根部切除。

（三）汗腺腺瘤

汗腺腺瘤是一种表皮内的汗腺肿瘤，少见，常见于青春期，与激素有关，可伴有下眼睑及颧骨部位病灶。呈多发小的淡黄色丘疹样隆起。确诊需活检。治疗小的病灶可行激光治疗，大的病灶可行手术切除。

（四）脂肪瘤

来自大阴唇或阴阜脂肪组织，生长缓慢，质软。位于皮下组织内，呈分叶状，大小不等，也可形成带蒂肿物。镜下见成熟的脂肪细胞间有纤维组织混杂。小脂肪瘤无需处理；肿瘤较大，引起行走不适和性生活困难，需手术切除。

（五）平滑肌瘤

来源于外阴平滑肌、毛囊立毛肌或血管平滑肌。多见于育龄妇女，常位于大阴唇、阴蒂及小阴唇。质硬，表面光滑，突出于皮肤表面。治疗原则为肌瘤切除术。

二、外阴恶性肿瘤

外阴恶性肿瘤约占女性生殖道原发恶性肿瘤 3%~5%，鳞状细胞癌最常见，其他包括恶性黑色素瘤、基底细胞癌、前庭大腺癌等。

【发病相关因素】

病因目前尚不清楚，可能与以下因素相关：①人乳头瘤病毒（HPV）感染，40%~60%的外阴癌及 90%的外阴癌前病变与 HPV 病毒感染相关，特别是年轻女性，以 HPV 16、33、6、18、31 等感染较多见，其中 16 型感染超过 50%；单纯疱疹病毒Ⅱ型和巨细胞病毒感染等与外阴癌的发生可能有关；②慢性外阴非上皮内瘤变发展为外阴癌的危险为 5%～10%，二者间存在一定相关性；③淋巴肉芽肿、尖锐湿疣、淋病、梅毒等性传播疾病及性卫生不良亦可能与发病相关。

【病理】

癌灶可为浅表溃疡或硬结节，可伴感染、坏死、出血，周围皮肤可增厚及色素改变。镜下见多数外阴鳞癌分化好，有角化珠和细胞间桥。前庭和阴蒂的病灶倾向于分化差或未分化，常有淋巴管和神经周围的侵犯，必要时可作电镜或免疫组化染色确定组织学来源。

【临床表现】

（一）症状

最常见的症状是外阴瘙痒、局部肿块或溃疡，合并感染或较晚期癌可出现疼痛、渗液和出血。

（二）体征

癌灶以大阴唇最多见，其次为小阴唇、阴蒂、会阴、尿道口、肛门周围等。早期呈局部丘疹、结节或小溃疡；晚期见不规则肿块，伴破溃或呈乳头样肿物。若癌灶已转移至腹股沟淋巴结，可扪及增大、质硬、固定的淋巴结。

【转移途径】

直接浸润、淋巴转移较常见，晚期可经血行播散。

（一）直接浸润

癌灶逐渐增大，沿皮肤及邻近黏膜浸润至尿道、阴道、肛门，晚期可累及膀胱、直肠等。

（二）淋巴转移

外阴淋巴管丰富，两侧交通形成淋巴网，癌细胞通常沿淋巴管扩散，汇入腹股沟浅淋巴结，再至腹股沟深淋巴结，进入筋外、闭孔和髂内淋巴结，最终转移至腹主动脉旁淋巴结和左锁骨下淋巴结。一般肿瘤向同侧淋巴结转移，但阴蒂处癌灶常向两侧转移并可绕过腹股沟浅淋巴结直接至腹股沟深淋巴结，外阴后部及阴道下段癌可避开腹股沟浅层淋巴结而直接转移至盆腔淋巴结。若癌灶累及尿道、阴道、直肠、膀胱可直接转移至盆腔淋巴结。

（三）血行播散

晚期经血行播散至肺、骨等。

【诊断】

（一）病史及症状

有外阴慢性单纯性苔藓、外阴硬化性苔藓等病史。最常见的症状是外阴瘙痒、局部肿块或溃疡，可伴有疼痛、出血，少部分病人无任何症状。晚期邻近部位器官受累可出现相应症状。

（二）妇科检查

早期可为外阴结节或小溃疡，晚期可累及全外阴，伴溃破、出血、感染。应注意病灶部位、大小、质地、活动度、色素改变，与邻近器官关系（尿道、阴道、肛门直肠有无受累）及双侧腹股沟区是否有肿大的淋巴结，并应仔细检查阴道、宫颈以排除有无肿瘤。

（三）辅助检查及诊断

1. 细胞学检查

可作细胞学涂片或印片，其阳性率仅 50% 左右。

2. 病理组织学检查

病理组织学检查是确诊外阴癌的唯一方法。对一切外阴赘生物和可疑病灶均需尽早作活体组织病理检查，对有合并坏死的病灶取材应有足够的深度，建议包含部分邻近的正常皮肤及皮下组织。可在阴道镜观察下在可疑病灶部位活检，以提高阳性率。也可用荧光诊断仪放大观察等协助取材活检。

3. 其他

超声、CT、MRI、膀胱镜检、直肠镜检有助诊断。腹股沟区 CT 或 MRI 检查有助于判断淋巴结的状态。

【临床分期】

外阴癌的分期是手术病理分期，腹股沟淋巴结状态与预后密切相关，为准确分期手术后的病理报告应包括：肿瘤浸润深度，组织学类型，组织学分级，脉管间隙是否受累，转移淋巴结的数量、大小、是否有囊外扩散。

【治疗】

手术治疗为主，晚期可辅以放射治疗及化学药物综合治疗，最大限度保留外阴的生理结构，减少病人的痛苦，减少治疗后的并发症，提高生活质量。对于早期的外阴癌病人在不影响预后的前提下，尽量缩小手术范围，手术切除范围应包括癌灶周围 1 cm 的外观正常的组织；对晚期病人应重视与放疗、化疗相结合的综合治疗，但与直接手术相比并不改善预后。

（一）手术治疗

IA 期：外阴扩大局部切除术，手术切缘距离肿瘤边缘 1 cm，深度至少 1 cm，需达皮下组织。

IB 期：外阴根治性局部切除，手术切缘应至少超过病变边缘 1 cm，深度应达尿生殖膈下筋膜，即位于阔筋膜水平面且覆盖耻骨联合的筋膜层；如果癌灶在阴蒂部位或其附近，则应切除阴蒂。病灶同侧或双侧腹股沟淋巴结清扫术。

Ⅱ期：外阴根治性局部切除，并切除受累的尿道、阴道、肛门皮肤及双侧腹股沟淋巴结清扫术，必要时切除盆腔淋巴结。

Ⅲ期、Ⅳ期：外阴广泛切除+双侧腹股沟淋巴结切除术，必要时切除盆腔淋巴结；分别根据膀胱、尿道或直肠受累情况选做相应切除（如前盆/后盆或全盆腔廓清手术）。据统计，这种传统的手术方式手术死亡率近乎 10%，5 年存活率 50%，且若有固定或溃疡淋巴结，手术不可能治愈。近年来 FIGO 妇癌报告提出对于这些病人的多学科综合治疗。首先应了解腹股沟淋巴结的状态，原发外阴病灶的处理应在腹股沟淋巴结切除后进行。如手术切除原发肿瘤可以达到切缘阴性、不会损伤括约肌造成大小便失禁，手术值得进行。如手术需以人工肛或尿路改道为代价，建议先行放化疗缩小病灶后再手术。

（二）放射治疗

鳞癌对放射治疗较敏感，但外阴皮肤对放射线耐受性极差，易发生明显放射皮肤反应（肿胀、糜烂、剧痛），难以达到放射根治剂量。外阴癌放射治疗常用于：①术前局部照射，缩小癌灶再手术；②转移淋巴结区域照射；③手术切缘阳性或接近切缘、脉管有癌栓或复发癌治疗。

（三）化学药物治疗

多用于与放疗的同步化疗及晚期癌或复发癌的综合治疗。常用药物：铂类、博来霉素、氟尿嘧啶、阿霉素等。常采用静脉注射或局部动脉灌注。

【预后及随访】

外阴癌的预后与临床分期、有无淋巴转移等有关。其中以淋巴结转移最为密切，有淋巴结转移者五年生存率约 50%，而无淋巴结转移者五年生存率为 90%。

第二节　阴道肿瘤

阴道肿瘤少见，分良恶性。良性肿瘤较小时多无症状，而恶性肿瘤可出现阴道流血或分泌物异常。

一、阴道良性肿瘤

阴道良性肿瘤相对少见，包括阴道平滑肌瘤、纤维瘤、乳头状瘤、神经纤维瘤、血管瘤和阴道腺病等，其中以阴道平滑肌瘤较为多见。肿瘤可发生于阴道的任何部位，肿瘤较小时临床可无症状，随着肿瘤逐渐长大，出现阴道分泌物增多，下坠或异物感，发现阴道肿物，性交困难，甚至伴膀胱、直肠压迫症状，当肿瘤有溃疡、坏死时，可出现阴道异常分泌物、阴道出血。妇科检查可发现阴道壁有边界清楚的肿块，并向阴道内突出。需与阴道恶性肿瘤和膀胱、直肠膨出鉴别。

治疗采用手术切除。术后组织病理学检查是确诊的依据。

二、阴道恶性肿瘤

原发性阴道恶性肿瘤少见，占女性生殖器官恶性肿瘤的 2% 左右。85%~95%为鳞癌，其次为腺癌（10%），阴道黑色素瘤及肉瘤等更为少见。

【发病相关因素】

发病确切原因不明，可能与下列因素有关：HPV 病毒感染，长期刺激和损伤，免疫抑制治疗，吸烟，宫颈放射治疗史等。鳞癌和黑色素瘤多见于老年妇女；腺癌好发于青春期，与其母亲在妊娠期间服用雌激素有关；而内胚窦瘤和葡萄状肉瘤则好发于婴幼儿。

【转移途径】

以直接浸润和淋巴转移为主，晚期可血行播散至骨、肺等。阴道壁淋巴丰富，相互交融形成淋巴网，并于阴道两侧汇合形成淋巴干。阴道上段淋巴回流至盆腔淋巴结，下段至腹股沟淋巴结，而中段双向回流。

【临床表现】

早期可无明显症状或仅有阴道分泌物增多或接触性阴道出血。晚期肿瘤侵犯膀胱或直肠时可出现尿频、排便困难等。

妇科检查：早期可呈阴道黏膜糜烂充血、白斑或息肉状、菜花状或溃疡；晚期可累及阴道旁，甚至膀胱阴道瘘、尿道阴道瘘或直肠阴道瘘，以及腹股沟、锁骨上淋巴结肿大。

【诊断和鉴别诊断】

根据病史、体征及阴道壁肿物活组织病理检查可确诊。若没有明显病变，可在阴道镜下行可疑病变部位活检。多数阴道恶性肿瘤是从宫颈癌、外阴癌、子宫内膜癌和绒癌等其他部位转移来的，在诊断时应仔细鉴别。

【分期】

目前主要采用 FIGO 分期（表5-1）。

表5-1　阴道癌 FIGO 分期

分期	临床特征
Ⅰ期	肿瘤局限于阴道壁
Ⅱ期	肿瘤侵及阴道旁组织，但未达骨盆壁

续 表

分期	临 床 特 征
Ⅲ期	肿瘤扩展至骨盆壁
Ⅳ期	肿瘤范围超出真骨盆腔，或侵犯膀胱黏膜和（或）直肠黏膜，但黏膜泡状水肿不列入此期
ⅣA期	肿瘤侵犯膀胱和（或）直肠黏膜，和（或）直接蔓延超出真骨盆
ⅣB期	远处器官转移

【治疗】

由于解剖上的原因，阴道与膀胱、尿道、直肠间隙仅 5 mm 左右，使手术及放疗均有一定困难，治疗强调个体化，根据病人的年龄、病变的分期和阴道受累部位确定治疗方案。总的原则，阴道上段癌可参照宫颈癌的治疗，阴道下段癌可参照外阴癌的治疗。

（一）手术治疗

对于Ⅰ期病人行部分或全阴道切除及盆腔和（或）腹股沟淋巴结清扫术；对ⅣA期及放疗后中央型复发病人，尤其是出现直肠阴道瘘或膀胱阴道瘘者，可行前盆、后盆或全盆脏器去除术，以及盆腔和（或）腹股沟淋巴结清扫术。

（二）放射治疗

放射治疗适用于Ⅰ～Ⅳ期所有的病例，是大多数阴道癌病人首选的治疗方法。可以先行盆腔外照射，然后行腔内或组织内插植放疗。如果累及阴道下 1/3 段，应将腹股沟淋巴结也包括在照射范围内或实施腹股沟淋巴结清扫术。

（三）化疗

用于与放疗的同步化疗。辅助化疗的作用有待评价。

【预后】

与分期、病理类型、组织分级、病灶部位相关。阴道癌 Ⅰ ~ Ⅳ 期病人五年生存率分别约为 73%、48%、28%、11%。

参考文献

［1］ 尚红,王毓三,申子瑜.全国临床检验操作规程［M］.4 版.中华人民共和国国家卫生和计划生育委员会医政医管司.北京:人民卫生出版社,2015.

［2］ 中华人民共和国卫生部.血细胞分析参考区间:WS/T 405—2012,北京:中国标准出版社,2012.

［3］ 中华人民共和国卫生部.临床常用生化检验项目参考区间 第 1 部分:血清丙氨酸氨基转移酶、天门冬氨酸氨基转移酶、碱性磷酸酶和 γ-谷氨酰基转移酶:WS/T 404.1—2012.北京:中国标准出版社,2012.

［4］ 中华人民共和国卫生部.临床常用生化检验项目参考区间 第 2 部分:血清总蛋白、白蛋白:WS/T 404.2—2012.北京:中国标准出版社,2012.

［5］ 中华人民共和国卫生部.临床常用生化检验项目参考区间 第 3 部分:血清钾、钠、氯:WS/T 404.3—2012.北京:中国标准出版社,2012.

［6］ 中华人民共和国国家卫生和计划生育委员会.临床常用生化检验项目参考区间 第 5 部分:血清尿素、肌酐:WS/T 404.5—2015.北京:中国标准出版社,2015.

［7］ 中华人民共和国国家卫生和计划生育委员会.临床常用生化检验项目参考区间 第 6 部分:血清总钙、无机磷、镁、铁:WS/T 404.6—2015.北京:中国标准出版社,2015.

［8］ 中华人民共和国国家卫生和计划生育委员会.临床常用生化检验项目参考区间 第 7 部分:血清乳酸脱氢酶、肌酸激酶:WS/T 404.7—2015.北京:中国标准出版社,2015.

[9]　中华人民共和国国家卫生和计划生育委员会.临床常用生化检验项目参考区间 第 8 部分:血清淀粉酶:WS/T 404.8—2015. 北京:中国标准出版社,2015.

[10]　中华医学会内分泌学分会,中华医学会围产医学分会.妊娠和产后甲状腺疾病诊治指南[J].中华妇产科代谢杂志,2012,28(5):354-371.